Hartmut Bachmann

Die Lüge der Klimakatastrophe

Das gigantischste Betrugswerk der Neuzeit.
Manipulierte Angst als Mittel zur Macht

FRIELING

Im *Frieling-Verlag Berlin* erschien von Hartmut Bachmann bereits das Buch „Die Reformverhinderer. Parteien- und Beamtendiktatur in Deutschland“ (ISBN 3-8280-1954-4).

Bibliografische Information der Deutschen Nationalbibliothek
Die Deutsche Nationalbibliothek verzeichnet diese Publikation in der Deutschen Nationalbibliografie; detaillierte bibliografische Daten sind im Internet über http://dnb.d-nb.de abrufbar

Rheinstraße 46, 12161 Berlin
Telefon: (0 30) 76 69 99-0
www.frieling.de

ISBN 978-3-8280-2521-9
1. Auflage 07/2007
2., überarbeitete Auflage 10/2007
3. Auflage 01/2008
Satz: Hartmut Bachmann
Umschlaggestaltung: Michael Reichmuth

Printed in Germany

Dieses Buch wurde geschrieben, da fehlende Informationen und Unwissenheit nicht nur die Chancen auf Erfolg im Leben vermindern, sondern auch oft Einfluss auf die Gesundheit haben.

Eine Politik, die nicht einmal in der Lage ist, die Krankenkassenbeiträge zu stabilisieren, gibt nun vor, die Welttemperatur (mittels der Klimalüge) in 100 Jahren um zwei Grad regulieren zu können. Das Schöne dabei:
Man kann mit dem so genannten Klimaschutz alles rechtfertigen, jedes Verbot, jede Steuererhöhung etc. Das Wort "Klimakatastrophe" kann ruhig eine Lüge sein. Aber: Man kann es vielseitig nutzen. ***Man*** *ist der Staat.*

Schon vergessen?
Blüm: Die Renten sind sicher.
Kohl: Keine Steuererhöhungen für die Wiedervereinigung.
Umweltsteuer: Das Wort für den Bürger; das Geld für die geplünderten Sozialkassen.

Der Inhalt dieses Buches nimmt nicht teil am Wettbewerb „wissenschaftlicher Disziplinen“ zum Thema Klima. Vielmehr soll hier mit leicht verständlichen Worten dargestellt werden, dass mit der Geburt des Begriffs „Klimakatastrophe“ bereits das Tauffest für ein wirklich gigantisches und langanhaltendes Geschäft mittels Verbreitung der Angst inszeniert wurde. Wie so oft, bei großen Geschäften dieser Erde, war es auch hier wieder einmal so: AM ANFANG WAR DIE LÜGE.

Geistige Zulieferanten zu Fakten dieses Buches meinten, das Buch sei eine Provokation.

Ich glaube, dass es sinnlos ist, darüber nun wissenschaftliche Untersuchungen anzustellen, was eine Provokation ist. Viel provokanter erscheint die Tatsache, dass das IPCC als Arm der UNO Basisfakten und -Werte seiner laufenden Untersuchungsergebnisse über die angebliche „Klimakatastrophe“ einfach unterschlägt und fälscht. Dies aber sind Behauptungen unsererseits (wenngleich sie auch nichts Neues und bekannt sind). Wie dies geschieht, beschreibt das Buch. Aber die Beschreibungen dieser Fälschungen, die bewusste, gewollte Fälschungen sind, sind nicht das Herzstück dieses Buches, sondern Untersuchungen darüber, weswegen, wozu, warum.

Wann und wie die in Deutschland erfundene „Klimakatastrophe“ in die USA auswanderte, um sich dort bei der UNO, am Sitz der Hochburg des Kapitalismus in New York anzusiedeln und sich später, im Laufe der Jahre, unter Inanspruchnahme eines bedeutenden Lügengebäudes, zu einer Ideologie entwickelte, beschreibt dieses Buch. Es ist einfach und für jeden verständlich geschrieben, ist aber nicht frei von Wiederholungen, die aus verschiedenen Perspektiven abgegeben werden mussten.

Inhaltsverzeichnis

Angst als Mittel zur Macht 7
Freitag 21. Dezember 1509 9
Der Ablasshandel 17

Die Klimakatastrophe - Ein Drama in 4 Akten 19

Prolog – Die fingierte Klimakatastrophe 19
Katastrophenszenarien 20
Vorstellung des Inhalts des Dramas in 4 Akten 24
Vorwort – Vorstellung der Akteure des Dramas 29

1. Akt 31

Der Treibhauseffekt wird revitalisiert 31
Der Mensch produziert CO_2 34
Die Geburt einer genialen Idee 38
Der Mensch als Übeltäter - Wunsch der Finanzgiganten dieser Erde 45
Wie und wozu man eine Klimakatastrophe produziert 48
Klimawandel und Klimaschwindel 50
1. Klimawandel in der Vergangenheit 51
2. Klimaschwindel von heute 59
Schuldspruch durch Fälschungen der Fakten 73

2. Akt 75

Der Marsch durch die Institutionen bis zum Klimagipfel in Kyoto 75
Alte Ängste gebären neue 78
Der Umweltschutz entsteht 83
Häuserbesetzer 85
Atomkraft – nein danke! 86
Der Kugelhaufenreaktor oder Hochtemperaturreaktor (HTR) 90
Auswirkungen der SPIEGEL-Attacke auf den Kölner Dom .. 93
Die USA im Wettlauf um die Geschäfte mit der Klimakatastrophe 95
Klimakonferenzen 108
Resümee des 2. Aktes 118

3. Akt 119

Einführung in die Probleme des 3. Aktes 119
Irrtümer der Wissenschaft im Allgemeinen und im Bereich der Energieversorgung und des Klimaschutzes der Menschen 123
Albert Müller tritt in Erscheinung 130
Unfehlbarkeit des IPCC 132
Zwiegespräche am Kamin 135
Energieeinsparungen des Staates - Fehlanzeige 141
Das Geschäft der Medien Fehlinformationen 152
60 kanadische Wissenschaftler berichten 159
Was ist eigentlich CO_2? 159
Wer ernannte den Menschen zum Klimakiller? 162
9 Beispiele zur Widerlegung der Behauptung der Existenz des CO_2-Treibhauses 166
Ethik der Wissenschaftler - früher 194
Jetzt geht´s ans Eingemachte. Jetzt wird kassiert! 197

4. Akt 198

Wozu der riesige Aufwand des IPCC? 198
Erdöl - Verbrauch - Kosten - Wertermittlungen 203
Erneuerbare Energien Bio-Kraftstoffe 207
Auswirkungen des Hype um die Klimakatastrophe sind in Mexiko bereits in vollem Gange 213
Wie partizipiert der Staat am Klima? 217
Ablasshandel nach 500 Jahren revitalisiert. 220
Impulse durch Klimawandel 225
Erneuerbare Energien versus Atomkraft 229
Es gibt keine Klimakatastrophe 237
4 Fragen an das IPCC: 239
Die Steuerzentrale der konstruierten Klimakatastrophe 241
Fragen und Antworten zu Aufgaben des Weltklimarates, des IPCC 243
In eigener Sache: 251

Angst als Mittel zur Macht

Es gibt kein Leben ohne Angst. Angst begleitet den Menschen von der Geburt bis zum Tode.
Die Menge und das Volumen der Aufnahmefähigkeit und Verarbeitung von körperlicher und / oder seelischer Angst des Einzelmenschen ist logischerweise abhängig von seiner psychischen und physischen Konstitution. Und diese ist unendlich vielschichtig.

Die Anwendung der Erzeugung von Angst als Machtmittel durch den Menschen ist uralt.

Die Botschaften, die in Verbindung mit absichtlicher Erzeugung von Angst angewandt werden, sind immer die gleichen. Je nach Anwendung für den Einzelfall oder für die Masse lauten sie kurz und simpel:

Wenn Du nicht tust, was ich will, oder akzeptierst, was ich postuliere, passiert Dir dies oder jenes: Und das ist stets etwas sehr Schlimmes.

Man entwickelt ein Szenario, das Angst erzeugt und publiziert dann nach entsprechender Einwirkungszeit einen sehr teuren Weg, den die Geängstigten zu gehen haben, um das Ungemach zu vermeiden oder zu minimieren.

Da es mittels der elektronischen Datenverarbeitung (EDV) seit einigen Jahren die Möglichkeit gibt, Informationen in großem Volumen mit entsprechender Geschwindigkeit bis in die entlegensten Winkel unserer Erde zu verbreiten, muss man sich nicht wundern, dass dieses ebenfalls zur privat geplanten und auch staatlich gesteuerten Angsterzeugung geschieht.

In diesem Buch soll untersucht werden, weshalb es möglich war und für wen es nützlich ist, die größte Angstlawine, die sich seit Beginn der Menschheit anfertigen und publizieren ließ, loszutreten.

Bei der Verbreitung von Angst zur Erzielung bestimmter Resultate stehen und standen die geistlichen Führer und Fürsten der Kirche ihren weltlichen Wettbewerbern in nichts nach.

Wir beginnen mit einem Eklat der Kirche, welcher Auslöser der Reformation unter Luthers Führerschaft wurde.

Freitag
21. Dezember 1509

Armin wälzte sich auf die andere Seite. Der Alkoven knarrte. Wie immer. Bei jeder Bewegung. Und das seit dreizehn Jahren, seit Armin die Bettstatt für sich allein hatte. Damals musste sein ältester Bruder Otto sein Bett in der Küche aufschlagen. Otto wurde plötzlich krank. Er bekam hohes Fieber. Deshalb wurden die Jungen getrennt. Die Hebamme aus der Nachbarschaft meinte, es sei Diphtherie. Otto starb mit 12 Jahren. So waren sie noch vier Geschwister.
Armins Eltern hatten etwas Land vom Kloster gepachtet. Das reichte, um die Familie „durchzubringen" und um den Zins an das Kloster abzuliefern. Aber nur, wenn die Kinder von fünf, sechs Jahren an bei der Arbeit auf Hof und in Garten und Haus mithalfen.
Armin lernte früh, dem Vater zu helfen. Es gab kein „Danke" dafür und auch kein „Bitte" davor. Es war eben so.
Er hatte keine Ahnung, wie spät es war. Draußen war es noch dunkel. Die grünlichen Glasscheiben ließen das Licht zwar durch, aber es war kaum möglich, von draußen zu erkennen, was im Haus, das man später als „Kotten" bezeichnen würde, vor sich ging. Armin wusste, dass er früh los musste. Bei Helligkeit hätte er längst unterwegs sein müssen. Die Gänse mussten heute zum Kloster gebracht werden. So beschloss er, in die Küche zu gehen und nach der Sanduhr zu gucken.
Armin stöhnte, während er sich aufrichtete. Vor drei Wochen hatte er sich beim Holzhacken hinten im Schuppen das rechte Bein böse verletzt. Ein großer Holzsplitter konnte von seinem Vater zwar aus dem Wadenmuskel entfernt werden, aber offensichtlich waren noch Holzfaserreste im Fleisch in der Wunde verblieben. Die Wunde eiterte, schmerzte erheblich und schien, wenn überhaupt, nur langsam zu heilen. Armin und seine Mutter beteten jeden Tag vor dem Bild der Jungfrau Maria um Hilfe. Alle bis auf die beiden jüngsten

Geschwister wussten, was es für die Familie bedeuten würde, wenn Armins Arbeitskraft ausfallen würde.
Armin zog sich an, und als er in die Küche zurückkehrte, machte sich seine Zwillingsschwester Theresa am Herd zu schaffen, um Wasser für einen heißen Trank zum Frühstück zu bereiten. Ohne dass Theresa geweckt worden wäre, wurde sie wach und wusste, dass Armin schon auf war. Beide Geschwister waren sich sehr ähnlich, wussten fast immer, wo der andere steckte und was er tat. Und dies, ohne dass sie gerade direkten Kontakt miteinander hatten.
Als das Frühstück bereitet war, beteten sie beide, nahmen das Kruzifix von der Wand und küssten es. Sie verzehrten stumm ihr karges Mahl. Danach beteten sie wieder und dankten dem Herrn für die Speisen. Dann nahm Theresa ihren Bruder in die Arme und machte das Kreuz auf seine Brust. Armin ging zum Schuppen, holte die beiden zusammengebundenen, gestern Nachmittag geschlachteten und ausgenommenen, aber noch nicht gerupften Gänse, warf sie sich über die Schulter und machte sich auf den 14 Kilometer langen Weg zum Kloster.
Armin stöhnte. Jeder Schritt tat weh. Aber es gab keinen Ausweg. Die Gänse mussten rechtzeitig zum Fest zum Kloster. Ohne den Erlös hätten sie nicht genug Geld, um Getreide im Frühjahr zu kaufen.
Jeder Dukaten, jeder Groschen wurde gebraucht und Armin betete, dass die Oberin vom Kloster ihm den Preis bezahlen würde, den er brauchte. Vor vierzehn Tagen hatte er beim Gottesdienst dem Herrn und allen Heiligen versprochen, dass er alles tun wolle, um Geld und Ertrag aus seiner Arbeit zu mehren, um im Frühjahr das fruchtbare Land zu bestellen, damit die Familie zu essen haben würde.
Nun ging er mit den lange gemästeten Gänsen dorthin, wo der Lohn der Arbeit wartete, damit er sein Gelübde vor Gott und den Heiligen würde erfüllen können.

Es war wieder viel zu warm für die Jahreszeit und am grauen Himmel zogen die Wolkengeschwader, dicht gedrängt in schneller Reise von Südwest nach Nordosten. Ab und zu schickten besonders dicke Wolken kurze Schauer als feinen Nieselregen zur Erde. Armin wusste, dass es erst richtig zu regnen anfangen würde, wenn sich der Wind legte. Also war es besser, den nasskalten Wind zu ertragen, obwohl auch er durch die Kleidung bis auf die Haut durchdrang.
Nach einem gut dreistündigen Marsch, begleitet von einem ständigen bohrenden Schmerz in seinem kranken Bein, stand er vor der hohen Umfassungsmauer des Klosters.
An der großen Pforte zog er die Glocke. Er konnte das Läuten unter dem Kreuzgang vernehmen, dort, wo die Oberin tagsüber ihr Büro hatte. Nach einer Weile näherte sich jemand mit schlürfendem Schritt im Innern des Hofes. Armin wartete gespannt, aber geduldig, wer ihm öffnen würde. Nach knarrenden Geräuschen des sich öffnenden Torverschlusses stand ein älterer Bruder vor ihm und fragte nach seinem Wunsch. Armin erklärte, er sei gekommen, um die Weihnachtsgänse abzuliefern. Er wäre dankbar, wenn der Bruder die Frau Oberin verständigen wolle.
Nach einigen Minuten des Wartens erschien die Oberin in Begleitung einer Novizin, betrachtete eingehend die Gänse und erkundigte sich nach Verbleib von Herz, Leber, Magen der Tiere. Sie sagte dann zu ihrer jungen Begleiterin, dass der Preis für die Tiere ja schon vereinbart worden sei und befahl der Novizin, das entsprechende Geld an Armin auszuzahlen. Im Hintergrund stand der ältere Mönch, der Armin das Tor geöffnet hatte, und wartete auf die Beendigung des Besuches, damit er Tür und Tor wieder verschließen könne.
Armin war erleichtert. Es gab keinen Zwist um den Preis, es gab kein Warten auf das Geld. Armin wurde entlassen und machte sich frohen Herzens auf den Heimweg. An der Quelle kurz hinter dem Kloster machte er eine kurze Rast.

Er beugte sich hinunter zu dem Wasser, sah sein Spiegelbild und sprach zu sich: “Du Glückpilz“. Dann setzte er sich, faltete seine noch jungen, aber schon abgearbeiteten rissigen Hände und betete lange und andächtig zu Gott. Das Wetter hatte sich in den letzten Stunden so verändert wie Armin es vorausgesehen hatte. Der Wind hatte sich gelegt und die Schauer waren in einen leichten, aber beständigen Regen übergegangen. Armin war auf dem Heimweg und nun, entlastet von der Bürde der Gänse, schritt er aus, so gut wie sein krankes Bein dies zuließ.
Nach gut einer Stunde war er dort angelangt, wo er eine Rast machen wollte, um sein karges Mahl zu verzehren, das ihm seine Schwester Theresa in seinen kleinen Rucksack eingepackt hatte.
Sein Weg führte ihn durch einen kleinen Wald und nach einer Biegung des Weges wurde der Blick freigegeben auf das tiefer unter ihm liegende Land. Armin ging noch ein paar Schritte bis zu der riesigen Tanne, die er von früher kannte und die Schutz vor dem Regen versprach. Er nahm den Rucksack ab, öffnet seine kleine Lederbörse und zählte frohen Herzens noch einmal das Geld, das seine Familie nun zurücklegen konnte für den Getreidekauf im Frühjahr.
Unter ihm lag das weite flache Land der Elbmarschen, die wie immer im Spätherbst weit bis zum Horizont unter Wasser standen. Im Hintergrund konnte er Magdeburg erkennen.
Armin kniete nieder, legte sein kleines Kruzifix, welches er immer um den Hals trug, vor sich auf einen kleinen Tannenast und betete lange. Er dankte für Gottes Hilfe und die Gnade, die ihm wieder erwiesen wurde, um seine Pflicht und sein Gelübde für die Familie einzulösen.
Dann nahm er die spärlichen Speisen zu sich und wurde müde. Obwohl das Bein schmerzte und im Inneren puckte und pochte, schlief er wohl ein. Er träumte von seiner Kinderzeit und seinem Spielgefährten von dem benachbarten Gut und

von den Fohlen und seinen ersten Reitversuchen auf einem großen Pferd. Er hörte es wiehern, wie damals. Armin merkte nicht, dass das Wiehern des Pferdes keine Freude für ihn ankündigte. Eher eine Gefahr.
Armin wachte auf durch einen stechenden Schmerz in seinem Bein. Wie er zu sich kam, blickte er in das Gesicht eines Mannes in einer Kutte, der sein rechtes Bein auf Armins Oberschenkel gestellt und gedrückt hatte, was die stets anwesenden Schmerzen seines Unfalles verstärkten.
Ein zweiter Mann, ebenfalls in eine Mönchskutte gekleidet, schwenkte eine Art Kassette vor Armins Kopf hin und her, wobei er immer wieder verkündete:
„Sobald der Gülden im Becken klingt, im huy die Seel im Himmel springt".
Armin wurde von einer panischen Angst befallen, denn er wusste, was vor sich ging. Er würde über kurz oder lang sein ganzes Geld loswerden. Die Angst um die Familie kämpfte in ihm mit der Angst um seine Seele. Er wusste, wenn er seine Seele jetzt nicht freikaufen konnte, würden die Seelen seiner Eltern und Geschwister ebenfalls leiden. Er konnte niemanden um Rat fragen, was schlimmer sei: das Geld für den Freikauf der eigenen Seele herzugeben oder das Geld wegzugeben und Eltern und Geschwister zu verraten. Es war schrecklich, denn das eine schloss das andere ein.
Und die Kassette kreiste unentwegt über seinem Kopf und die Drohung, dass seine Seele nur befreit werden könne, wenn er das in seiner Börse befindliche Geld hergeben würde, wurde wiederholt. Noch ehe Armin sich lang quälen musste zu der Frage, ob er sich wehren solle, wurde ihm die Lederbörse abgenommen und die Diener Gottes, die wirklichen oder verkleideten Mönche, verschwanden mit ihrem Pferd.
In Armin war jegliche Auflehnung gegen das Schicksal erloschen. Seine Angst vor dem, was er tat, oder was er nicht

verhindert hatte, war so immens, dass er lieber sterben als leben wollte.
Armin schleppte sich nach Hause. Noch nie hatte er seine Mutter so bitterlich weinen sehen wie nach dem Geständnis des Verlustes des Geldes.
Armin legte sich ins Bett wegen seiner unerträglichen Schmerzen, die sich mit beständiger panischer Angst vermischten. Armin aß kaum noch etwas. Nachts fantasierte er.
Am Morgen des 1. Januar 1510, einem Dienstag, wurde Armin von seiner Schwester Theresa tot neben dem Bett liegend gefunden, in der Hand einen Zettel folgenden Inhalts:

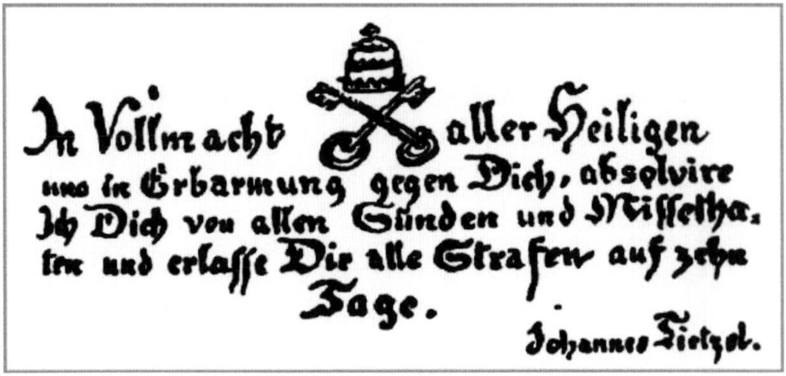

In Vollmacht aller Heiligen
und in Erbarmung gegen Dich, absolvire
Ich Dich von allen Sünden und Missetha-
ten und erlasse Dir alle Strafen auf zehn
Tage.

Johannes Tietzel.

Der Ablasshandel

Wenn das Geld im Kasten klingt, die Seele aus dem Fegefeuer in den Himmel springt.

Der Umkehrschluss und somit die Erpressung unter Verwendung der Angstknute lautete:

„Wenn du nicht bezahlst, wird deine Seele für immer im Fegefeuer schmoren“.

Bis zum Ende des 15. Jahrhunderts war der Ablasshandel streng geregelt. Nur bestimmte Sünden konnten durch Geldhingabe erlassen werden. Als Rom jedoch immer mehr Geld für den Bau des Petersdoms benötigte, wurden diese Regeln nach und nach gelockert. Kirchenraub und Meineid, die den Ausgebeuteten meistens angedichtet wurden, um sie zur Zahlung zu zwingen, wurden gegen 9 Dukaten, ein Mord bereits für 8 Dukaten vergeben.
Die Hälfte der Einnahmen diente dem Bau des Petersdoms in Rom. Die andere Hälfte teilte sich der Erzbischof von Brandenburg und die Ablassprediger unter der Führung des Dominikanermönchs Johannes Tetzel (Tietzel).
Möglich wurde der Ablasshandel nur dadurch, dass die Kirche zur damaligen Zeit eine immense Macht über die Menschen hatte und definitiv ausübte.
Dies wurde ausgenutzt, indem den Gläubigen eingeredet wurde, dass sie durch Zahlung bestimmter Summen nicht nur ihre vergangenen Sünden vor Gott liquidieren konnten, sondern auch die Sünden, die sie in Zukunft begehen würden, wie auch diejenigen von bereits Verstorbenen.

Aber wir werden sehen, welche immense Macht die Politiker von heute mit unbewiesenen Postulaten, die sie verkünden, ausüben, um Angst zu verbreiten.
Sie stehen den kirchlichen Akteuren des Mittelalters in nichts nach. Weder in ihrem Erfindungsreichtum, Angst zu verbreiten, noch in der sofortigen Ankündigung, was die Bürger tun müssen, um die postulierte allgemeine Gefahr zu bannen.

Die Klimakatastrophe - Ein Drama in 4 Akten

Prolog – Die fingierte Klimakatastrophe

Das in diesem Buch abgehandelte Thema der Klimaänderung der Erde ist so alt wie sie selbst. Es spielte sich in der Erdgeschichte möglicherweise mehr als 1000 mal ab.
Neu an der Geschichte ist die Behauptung, dass dieses Mal jedoch der Mensch an der Veränderung des Klimas maßgeblich beteiligt sein soll. Wie Sie im Laufe der nächsten Seiten informiert werden, hat die weltweite Panikmache mit der Klimakatastrophe einen materiellen Hintergrund. Diesen zu realisieren kann nur dadurch möglich gemacht werden, dass der Mensch als Verursacher der kommenden Klimakatastrophe apostrophiert wird. Dies gelingt mit dem sogenannten „Anthropogenen Treibhauseffekt“, einer Wortschöpfung, die den Menschen als Bösewicht überführen soll.
Die Verbreitung dieser bislang unbewiesenen Behauptung in der erlebten Geschwindigkeit und Größe ist erstmalig möglich durch die Anwendung der elektronischen Datenübertragung.

Katastrophenszenarien

Die Klimakatastrophe
Achtung, Weltuntergang
Dürre, Hitzewellen, Überflutungen – die Zukunft der Welt
Vor uns die Sintflut
Bricht der Golfstrom zusammen
Fernziele für das Klima
China wächst auf Kosten des Klimas
Wenn die Natur sich aufbäumt
Das Zeitalter der grünen Kapitalisten
Um das Erdklima zu schützen, müssen alle an einem Strang ziehen
Wenn Flüsse im Wasser ertrinken
Warum die Stürme stärker werden
Umweltminister will weiter in deutscher Limousine fahren

Die prognostizierten, angeblich wissenschaftlichen Ergebnisse der kommenden „Klimakatastrophe“ sind äußerst massiv und zielen darauf ab, Angst zu erzeugen, wie wir an den vorherigen 14 Beispielen, welche die Medien produzierten, darstellten.
Mittels dieser Angst sollen die Menschen in bestimmte Richtungen manipuliert werden.

Dies geschieht in einer Art und Weise, die man als kriminell bezeichnen muss. Also haben wir einen Krimi zu behandeln. Dabei geht es, wie bei allen Krimis, um Geschäfte, also um Geld, um sehr viel Geld.

Dieser Krimi hier ist außerdem ein Drama

Dieses Drama (erregende Handlung) zeigt parallel zur spannenden Handlung eines Krimis, wie wehrlos der Mensch den Manipulationen bestimmter Interessengruppen, auch noch oder gerade im Zeitalter der EDV, ausgeliefert ist.

Bevor wir uns vor Beginn des ersten Aktes in die Loge begeben:

Denken Sie bitte immer daran, dass es sich hier um einen Krimi bedeutenden Inhalts handelt, der uns alle betrifft. Hauptdarsteller ist CO_2, auch als Kohlendioxid, aber noch mehr als Kohlensäure (umgangssprachlich) bekannt. Dieses CO_2 zählt zu den Spurengasen in der Luft, macht 0,03% der Luftbestandteile aus und ist angeblich in der Lage, ein Treibhaus über der Erde und somit um sie herum zu errichten, was wiederum angeblich bereits geschehen ist. In dieses Treibhaus kann, wiederum als Behauptung, Wärme herein aber nicht wieder hinaus. Dieses bewirkt den sogenannten Treibhauseffekt, der seinerseits wiederum die Erwärmung der Erde veranlasst. So die Behauptungen.

Einziger Schuldiger und somit auch einziger Angeklagter in diesem Strafprozess war und ist der Mensch.

Ihm wird von Parteien, Umweltinstitutionen aller möglichen und unmöglichen Provenienz bis zum Olymp der Verwaltung von Mensch und Völkern, also bis zur UNO, und dort von der entsprechenden Abteilung, die für die Klage verantwortlich zeichnet, nämlich dem Intergovernmental Panel of Climate Change (IPCC), folgendes vorgehalten:

Zu hoher Verbrauch an Primär- und Sekundärenergie und somit Schuld an dem CO_2-Anstieg und somit wiederum an der Entstehung des „anthropogenen Treibhauses" und seines Doppel-Effektes (Wärme rein: ja – Wärme raus: geht nicht). Somit folgerichtig: **Schuldig gesprochen im Sinne der Anklage als Initiator der vor der Tür lauernden Klimakatastrophe.**
UND: Dies bei merkwürdig dürftigem Beweismaterial.

Die Kläger behaupten als Folge von zu viel CO_2 in der Erdatmosphäre:

Zunehmende Versauerung der Ozeane,
dadurch Schädigung der maritimen Ökosysteme,
Abschmelzen der Polkappen,
dadurch Untergang tiefliegender Länder,
bis zu 300 Millionen Menschen an Küstengebieten bedroht,
die Hälfte der arktischen Tundra verschwindet,
bis zu 170 Millionen Menschen werden jährlich Opfer von Fluten und Überschwemmungen,
Korallen leiden unter Korallenbleiche,

Afrika und Mittelmeerregion verfügen über 20-30% weniger Wasser,
deshalb verdursten 50 Millionen Menschen in den Tropen,
Erhöhung der Gesamttemperatur um nur 1 Grad kann zum Aussterben von 10% aller Landtiere führen usw.

Die Latte der Klagen, die z.B. DER SPIEGEL in seiner Nr. 45/2006 erhebt, geht noch bedeutend weiter. Der Fantasie sind somit zunächst einmal keine Grenzen gesetzt.

Vorstellung des Inhalts des Dramas in 4 Akten

Im ersten Akt befassen wir uns damit, weswegen es gerade 1986 eine günstige Gelegenheit gab, die Klimakatastrophe zu erfinden. Weiter werden wir erleben, wer der oder die Erfinder waren und wen sie mit ihrem Zielfernrohr anvisierten.

Wir werden feststellen, dass neben den diversen Erbsünden der Menschheit wieder einmal eine neue Sünde vom Menschen, von der „Krone der Schöpfung", begangen wurde. Die erste geschah im Garten Eden, wie Sie sich erinnern werden, denn wegen dieser müssen wir alle seit damals um das tägliche Brot ringen. Damals war es Missbrauch von Obst zum Eigenverzehr. Nunmehr würde es der Missbrauch von Kohlensäure oder auch Kohlendioxid oder auch CO_2 genannt werden.
Vorab schon mal ein Hinweis darauf, dass alle Menschen, die im oder beim IPCC (bei der UNO) am Schutz vor dem „Klima-Gau" arbeiten, allen, die nicht dort arbeiten, bewusst oder unbewusst mit ihrer lächerlichen Theorie vom CO_2-Treibhaus (wie kann es angehen, dass sich innerhalb kürzester Zeit im Winter z.B. auf Autos – und nicht nur dort - eine Eisschicht bildet? Seit Generationen schaben Autofahrer im Winter ihre Scheiben vom Eis frei. Wo kommt die Kälte dafür her?) ein Märchen erzählen. Die sogenannten Wissenschaftler vom IPCC sind dabei, nicht nur den Menschen einen Bären aufzubinden, sondern weltweit die große Masse der Menschen definitiv zu belügen.

Erklärung: Jedem Laien sei hier ins Bewusstsein gebracht, dass die Atmosphäre 0,037% CO_2 enthält. Mit diesem Wert sind wir derzeit an der unteren Grenze dessen, was Pflanzen zum Leben benötigen. Von diesen 0,037% gehen wiederum 97% auf das Konto der Natur, die fast das gesamte CO_2 auf Erden produziert. Nur die übrig bleibenden 3% gehen auf das

Konto des Menschen. D.h. nichts anderes, als dass die Menge CO_2, die der Mensch produziert (0,0009%), und die in der Atmosphäre vorhanden ist, unmessbar klein ist und demzufolge bei der Erwärmung der Erde überhaupt keine Rolle spielt. Selbst wenn sie doppelt so hoch wäre, spielt sie immer noch keine Rolle. So weit, so schön und gut. Weshalb dann aber das ganze Getöse um das Klima? Ganz einfach: Geld, Geld, Geld!

Zur Situation

Wenn man die Behauptung aufstellen kann, dass der Mensch der Schuldige am derzeitigen Klima ist, so kann man ihn ängstigen und ihm sogleich, mittels neuer noch zu erfindender Gesetze, befehlen, was er künftig zu tun hat, nämlich viele, sehr viele neue Sachen zu kaufen. Er wird Hunderttausende von sehr teuren Windmühlen kaufen müssen, er wird ganz neue Motoren für Millionen von Autos bauen müssen, die alle schön teuer sind, er wird für die alten Autos Zusatzaggregate kaufen müssen, er wird für Milliarden von Euros Hunderte neuer Kraftwerke bauen müssen, während die alten, die noch gut sind, für Milliarden verschrottet werden müssen, immer neuen Gesetzen folgend. Er wird Umwelt-Zertifikate akzeptieren müssen, die er zunächst geschenkt bekommen hat, oder die er einkaufen muss, die eine ganz neue Börse, nur für den Handel mit Umweltzertifikaten, ins Leben rufen wird, und die einen gigantischen Handel von den Firmen, die wenig CO_2 erzeugen, mit denjenigen, die viel produzieren, gestatten.
Der Mensch wird andere Häuser bauen müssen unter Verwendung anderer, per Gesetz vorgeschriebener Baumaterialien. Er wird für seine alten Häuser regelmäßige Inspektionen über den Wärmeverbrauch dieser Häuser akzeptieren müssen. Er wird Klimazertifikate oder entsprechende Plaketten für sein Haus, seine Wohnung, sein Auto etc. kaufen müssen.

Vor einigen Tagen wurden alle Zeitungsleser, die sich aus Angst für den Klimawandel interessieren, dahingehend informiert, dass einer der größten Energieproduzenten Deutschlands für x – Milliarden Euro „Klima-Bezugs-Scheine" verkauft hat. Also, das Geschäft ums Klima blüht schon ganz ordentlich. Es werden riesige landwirtschaftliche Anbauflächen für Mais, Zuckerrüben und Zuckerrohr bereitgestellt werden, um aus den Erträgen dieser Pflanzen BIO-Öl und BIO-Kraftstoffe herzustellen, während die armen Länder über z.B. wahnwitzige Preissteigerungen für ihre Grundnahrungsmittel klagen werden. Für diese Biokraftstoffe werden wiederum Tausende von neuen Fabriken gebaut werden müssen, um spezielle Ernte- und Weiterverarbeitungsmaschinen (allein in den USA sind Hunderte neuer Raffinerien im Bau oder geplant) herzustellen. Dies alles und die Konsequenzen werden Sie gleich kennen lernen.
Was die Klimapsychose an immensen Geschäften für die Menschheit, vielmehr für die stets oben sitzenden Abstauber schaffen wird, ist unschätzbar, unübersehbar und auch unbeschreiblich. Hier schält sich der bereits deutlich sichtbare Grund für Hype ums Klima heraus: Geschäfte!
Dies alles ist nur möglich, da der Mensch der Bösewicht am Klima ist. Man kann ihn also reglementieren. **Falls die Sonne doch die Schuldige wäre, so könnte man nichts unternehmen. Deswegen ist der Einfluss der Sonne aufs Klima auch ein Tabuthema beim IPCC.**
Stellen Sie sich einmal vor, die Sonne wäre die Schuldige:

Ergebnis: Keine Klimakatastrophe – kein Business!

Die Evolution des Menschen vom Homo erectus über den Neandertaler bis zum anthropogenen „Klimakiller", als solcher wird er wahrscheinlich einmal in die Spätgeschichte der Menschheit eingehen, ist atemberaubend. Erleben Sie JETZT mit, wie gemein sich der Klimakiller benimmt. Sie werden erleben, wie er (wir alle) das macht. Aber viel interessanter: Wir werden sehen, welche Erfindungen und sogenannte Forschungsergebnisse die sogenannten Wissenschaftler liefern, um homo sapiens ans Messer zu liefern.

Im zweiten Akt werden Sie dann Kenntnis davon erhalten, wie sich große Menschenmengen interessieren, mobilisieren und zusammenrotten ließen, um den Marsch der sogenannten „Klimaexperten

im Jahre 1997 A.D. nach Kyoto,

der schönen alten Kaiserstadt in Japan, anzutreten, um dort, anlässlich der dritten internationalen Klimakonferenz und somit beim internationalen Meeting der „Klimaforscher", die Lizenzen für den künftigen CO_2 Ausstoß in Industrie und Wirtschaft festzulegen. Dies war der Tag, an dem die ganz großen Geschäfte, das sogenannte „big business" der großen Unternehmen unserer kleinen Erde eingeleitet wurde. Wir werden sehen, wie leicht es (noch immer) ist, auch in Deutschland, eine neue Ideologie auszubrüten und dieser, nun aber weltweit, zum Durchbruch zu verhelfen.

Im dritten Akt müssen wir uns nun endlich damit befassen, dass die Forscher, die Wissenschaftler mit ihren Prophezeiungen über die an die Haustür klopfende „Anthropogene Klimakatastrophe" nicht nur total daneben liegen, wie schon so oft in der Geschichte der Menschheit. Bislang war es meistens aus Versehen. Diesmal ist es anders. Nicht nur die

Wahrscheinlichkeit, sondern die Gewissheit besteht, dass die menschgemachte Klimakatastrophe und **ihr Vehikel dazu**, nämlich **der Treibhauseffekt**, dem von Mensch, Tier und Pflanzenwelt einerseits ausgeschiedenen, andererseits zum Leben benötigten Kohlendioxid = CO_2, von der Behauptung her, ein Windei gigantischer Größe ist. Wir werden die Beweise dafür anführen, die jeder, der noch nicht fanatischer Ideologieanhänger der neuen Lehre vom Klima-GAU durch CO_2 ist, prüfen und erleben kann.
Vorab schon mal eine Beruhigungspille: Von jährlich 100% auf der Erde von allen Pflanzen und Lebewesen erzeugtem Kohlendioxid produzieren die Menschen nur 3% (s.S.34 über Verbrennung fossiler Brennstoffe)

Was Ideologien anrichten können, erlebten wir im 1.000-jährigen Reich, aber auch in der DDR, aber auch überall auf der Erde, wo Menschen sich zusammenrotteten, um Pläne (Ideologien) auszubrüten, die ihn, den Menschen, verändern und somit die Erde zum Paradies werden lassen sollen.

Im vierten und letzten Akt werden wir schlussendlich die Frage beantworten müssen: Für wen das alles? Wer sind die Gewinner und wer die Verlierer? Sie wissen wo Gewinner sind, sind auch Verlierer.

Lassen Sie uns unter den Gewinnern sein, indem wir, zumindest nach Lektüre der Aufzeichnungen in diesem Buch, nun die Wahrheit über die Klimakatastrophe, das böse CO_2 und die Klimakonstrukteure wissen.

Vorwort – Vorstellung der Akteure des Dramas

Da wir dabei sind, ein neues Kapitel in die Dramaturgie der Menschheit einzufügen, müssen wir an dieser Stelle dem Leser zunächst eine Einführung in die Problematik des Themas zur Verfügung stellen. Die Akteure in dem Drama sind: Wissenschaftler, Politiker, Journalisten, Presse, Lobbyisten, die Medien insgesamt, ein bedeutender Teil der Großindustrie und schlussendlich, wie könnte es anders sein, die Steuerzahler, die Abgezockten: Wie immer.

„Mein Gott“, werden Sie vielleicht sagen. „Das sind ja alle; das ist ja das ganze Volk!“ Na, na; wir wollen mal nicht übertreiben. Immerhin leben in Deutschland ja 5 -10% Analphabeten. Und dann kommen alle Verwundeten des Marsches nach PISA hinzu. Diese Menschen sind bevorzugt, denn sie können auf Grund ihrer mangelhaften Allgemeinbildung gar nicht wissen worum es geht. Wollen sie auch nicht. Die Glücklichen. Sie sind desinteressiert. Aber zahlen müssen sie auch, wenn noch was zu holen ist, „von dem Bisschen, was unsereins hat“.

Sie sehen bereits nach diesen paar Sätzen, dass es nicht so einfach sein wird, festzustellen, wer die Eltern der Klimakatastrophe waren, wie das Embryo über die Runden kam bis zur Geburt, ohne dass es abgetrieben wurde, und wer die Paten waren, die sich zur Verfügung stellten, wie verlief die Jugendzeit und wann begann der Auszug aus dem Elternhaus und die Verselbständigung?

Das Thema, das hier angepackt wird, ist erregend. Geht es doch, wie uns angebliche „Wissenschaftler“ wissen lassen, um eine Katastrophe für die Menschheit.

Machen Sie jetzt ruhig eine Pause, um sich für das Bevorstehende zu stärken.
Jedermann weiß, dass die Neugierde der Menschen eine ungeheure Triebfeder für die Entwicklung der Menschheit war und noch ist. Dabei ist die Neugierde mit starken negativen Vorzeichen behaftet, denn die Neugier auf „schlechte Nachrichten" ist deutlich größer als diejenige auf „gute Neuigkeiten". Schlechte Nachrichten sind immer mit Nervenkitzel verbunden. Nervenkitzel kann zur Droge werden.

Kaum jemand fährt an einem Autounfall vorbei, ohne dass er sein Auto abbremst, um „einen langen Hals" zu machen, ob da nicht blutige Trümmer zu sehen sind.
Auch deswegen: Zahlreiche Staus auf den Autobahnen! Niemand sagt zu seiner mitfahrenden Frau im Auto: "Du, da vorne rechts kommt ein Unfall. Lass uns mal lieber nach links wegsehen, wenn wir dran vorbeifahren". Nein, das tut niemand.
Deswegen schon veranstalteten die alten Römer im Colosseum Seeschlachten, bei denen sich die Gegner zu Hunderten echt töteten. Das Wasser war rot von Blut.
Ja, ja, schon die alten Römer wussten, wie man seine Eintrittskarten los wird. Die Sensation muss groß und übel und stinkend sein.

Genau wie die Klimakatastrophe. Dann lässt sie sich verkaufen. Mit Gewinn!!! Für wen denn wohl?

Gedulden Sie sich noch einige Kapitelchen.

1. Akt

Der Treibhauseffekt wird revitalisiert

Hauptschuldiger an der Klimakatastrophe wird durch Wissenschaftler der sogenannte „Anthropogene Treibhauseffekt" erfunden. Also derjenige, an dem die Menschen schuldig sind. Er, der Treibhauseffekt, stellt sich dar als ein Treibhaus, dessen Decke nach oben in den Weltraum hauptsächlich durch das Treibhausgas CO_2 gefertigt ist. Wärme kann rein ins Treibhaus, auf die Erde, aber nicht mehr raus, dank des Deckels aus CO_2.

Und deswegen wird es immer wärmer auf der Erde. So einfach ist das.

Unter den zahlreichen Bemühungen und Vorschlägen, Umweltschutz zu betreiben, ragt diese Behauptung - eine Idee - als Fundament des Schutzes der Natur und damit der Umwelt weit über alle genialen oder primitiven Vorschläge hinaus. Wir werden uns dieser genialen Idee zuwenden und sie liebevoll auf Tauglichkeit untersuchen.

Die Erde ist ca. 4,6 Milliarden Jahre alt. Während dieser Zeit erwärmte oder kühlte sie sich periodisch in Teilen oder in Gänze unzählige Male ab und erwärmte sich wieder. Dieses Auf und Ab in der Temperaturhistorie der Erde ist also uralt und natürlich und spielte sich in Perioden ab, die teilweise jeweils Millionen Jahre mit Zwischenwarm- und Kaltzeiten andauerten. Dann wurden die kleinen Eiszeiten entdeckt. Relativ neu ist hingegen, dass sogenannte Wissenschaftler aus Gründen, die noch zu untersuchen und zu belegen sind,

keine Mühe und Kosten scheuen, weltweit immer mehr und immer neue Forschungsinstitute zu etablieren, die bestimmte Ergebnisse liefern sollen.
Es soll festgestellt werden, dass Erwärmungsperioden sich auch in relativ kurzen Abständen ereignen können, und dass eine solche „Warmzeit“ sich ganz schnell wieder ereignen kann und, dass wir uns schon wieder mitten in einer solchen Periode befinden. Selbstverständlich nur mit furchtbaren Folgen für Mensch und Tier - so wird behauptet - obwohl frühere Warmzeiten auch ihre positiven Beiträge zur Entwicklung der Lebewesen beitrugen. (Wir werden sehen, wofür die Konstruktionen solcher Behauptungen gut sind oder entsprechend frisiert werden müssen).

Es soll festgestellt werden, dass die Wärmeperioden mit Anstieg des CO_2-Gehaltes in der Luft zusammenhängen. Damit wird das Fundament dafür geschaffen, dass die derzeitig angebliche Erwärmung der Erde durch den Menschen verursacht wird. Denn:

Das Medium für die durch Menschen erwärmte Erde sind angeblich Substanzen, die bei der Verbrennung von „Fossilen Brennstoffen“ entstehen. Diese sind aus teilweise jahrtausendelang in der Erde gelagerten Überresten von Fossilien entstanden. Sie entlassen bei der Verbrennung das in ihrer Struktur gebundene und nun freiwerdende Kohlendioxid, das angeblich große Umweltgift, das CO_2.
Die fossilen Brennstoffe Kohle, Erdöl und Erdgas sind bislang die einzige ganz große Ressource der Menschheit, Primärenergie oder aus ihr gewonnene Sekundärenergie zu nutzen, und die sie, die Menschen, benötigen, um leben zu können.

Wenn nun behauptet wird, der Mensch sei der Bösewicht, der die Klimakatastrophe verursacht, so lässt sich dagegen etwas tun. Selbstverständlich etwas, was Geld, viel Geld einbringt. Würde die Natur, beispielsweise die liebe Sonne, der Verursacher der angeblichen Klimakatastrophe sein, so kann man nichts dagegen tun. Niemand geht zu ihr und sagt: "Du, das mit der vielen Wärme, die du auf die Erde schickst, das lass mal ein bisschen sein, sonst treten wir dir in den Hintern." Nein, das tut niemand. Ist auch nicht machbar. Das will auch niemand von den Klimaaposteln, denn: Nur die Idee, dass der Mensch der Verursacher der Klimakatastrophe ist, lässt sich für gigantische Geschäfte ausschlachten. Man muss ihn, den Bösewicht, nur überführen. Und das sollte doch möglich sein! Wozu haben wir denn die Wissenschaftler, die auf vielfachen Wunsch, wie wir noch sehen werden, sogenannte „wissenschaftliche Ergebnisse" liefern, die genau das beweisen, was man bewiesen haben will, und die dementsprechend „gesellschaftlich relevant" sind.

Wir werden sehen, was diese Schlaumeier in ihren sich stetig vermehrenden und vergrößernden Instituten ausbrüten. Immer unter dem Vorzeichen der Unantastbarkeit wissenschaftlicher Ergebnisse. Dies geht nun so weit, dass solche immer wiederholten Behauptungen (wissenschaftliche Erkenntnisse!) von den Politikern für ihre Zwecke adaptiert werden und nunmehr ihr Eigenleben entwickeln, die sich bis hin zu einer Ideologie entwickeln.

Sie werden auch kennen lernen, welche Postulate emsige Forscher als absolut richtige Erkenntnisse publizierten, die sich einige Jahre später als absolut unwahr herausstellten.

Der Mensch produziert CO_2

Angebliche Verursachung der Klimakatastrophe durch die Verbrennung von:

Kohle: Bei gleichbleibendem Verbrauch von ca. 4 Mrd. t Steinkohleeinheiten (SKE) pro Jahr sollten die Vorräte noch für ca. 200 Jahre reichen.
Nachteil**: CO_2-Abscheidung**
Risiko: Bedeutende Zahl an Toten jährlich durch Grubenunglücke. Hohe Krankheits- und Todesrate durch Staublunge (Silikose).

Erdgas: Bei gleichbleibendem Verbrauch von Erdgas reichen die derzeitig verfügbaren Vorkommen für ca. 65 Jahre.
Nachteil**: CO_2-Abscheidung**
Geringes Risiko durch Explosionen.

Erdöl: Die Reserven dessen, was heute als Erdöl klassifiziert wird, reichen bei derzeitigem Verbrauch für ca. 50 Jahre.
Nachteil: **CO_2-Abscheidung**
Geringes Risiko beim Transport, z.B. durch Tanker.

Atomenergie: Auch Kernenergie genannt, erzeugt gegenwärtig ca. 17% des weltweiten Strombedarfs. Dazu sind weltweit ca. 440 Atomkraftwerke in Betrieb. 27 neue Kraftwerke sind in Bau. Weitere 60 Festbestellungen laufen weltweit.
Vorteil: **Keine CO_2-Abscheidung**
Risiken: Reststrahlung des sogenannten Atommülls. Dieses Risiko ist nicht höher als bei der Verwendung von Feuer, welches der Mensch zu beherrschen erlernte, oder bei der industriellen Nutzung hochgiftiger Cyanverbindungen. Ideologische und parteipolitische Gründe sind dafür verantwort-

lich, dass der Forschung große Hindernisse in den Weg gelegt werden, zu lernen, wie die Atomenergie bis zur Endlagerung der letzten Rückstände zu handhaben ist.

Kernfusion: Der erste Versuchsreaktor wird derzeit in Frankreich errichtet und wird, wenn das System funktioniert, den Menschen wahrscheinlich dereinst die Energiequelle liefern, die bislang nur der Sonne zur Verfügung steht.
Vorteil: **Keine CO_2-Abscheidung**.
Unbekannte Risiken

Alle Pflanzen benötigen das CO_2-Molekül als Grundsubstanz zum Wachsen. Ein Molekül ist die kleinste Einheit einer chemischen Verbindung. Ohne CO_2 keine Pflanzen. Ohne Pflanzen keine vielzelligen Lebewesen. Ohne CO_2 keine Menschen und auch keine Tiere. Bei höherem Angebot an CO_2 wachsen Pflanzen besser. Je besser Pflanzen wachsen, desto höher die Abgabe von Sauerstoff. Ohne Sauerstoff keine Menschen und Tiere. Im Vergleich zu Luft hat CO_2 eine höhere Dichte. Deswegen kann sich CO_2 in Bodennähe konzentrieren. Unfälle durch zu hohe CO_2-Konzentrationen hat es immer wieder gegeben. Unter bestimmten Umständen kann sich ein zu hoher CO_2-Gehalt in der Luft bilden, der beim Einatmen bis zum Tode führen kann. Menschen machen Selbstmord in Garagen, indem sie den Motor des Autos laufen lassen und einen Schlauch vom Auspuff aus ins Autoinnere legen, um sich mittels CO, des nächsten Verwandten von CO_2, ins Jenseits zu befördern.

6,3 Milliarden Menschen produzieren beim Ausatmen Tag und Nacht CO_2
Trotzdem: **Von 100% der jährlich auf der Erde erzeugten CO_2-Menge, <u>gehen nur 3% auf das Konto des Menschen</u>**

<u>Haben Sie nun noch Fragen an den Klimakiller Mensch?</u>

Die derzeitige Bevölkerung der Erde beträgt ca. 6,3 Milliarden Menschen. Der Zuwachs pro Jahr liegt unter Berücksichtigung der Abgänge bei ca. 110 Millionen. Ich wiederhole: Die Menschheit wächst jährlich um 110 Millionen Neuankömmlinge.
Der Mensch atmet im Ruhezustand pro Minute ca. 16 mal ein und zwangsweise auch wieder aus. Das ergibt pro Tag ca. 23.000 Atembewegungen, wobei ca. 12 Kubikmeter Luft bewegt werden, was dem Äquivalent von 12.000 Litern entspricht.

Die Atemluft ist die ausgeatmete Luft des Menschen. Sie hat folgende Zusammensetzung:

ca.17%	Sauerstoff
78%	Stickstoff
1%	sonstige Gase und (man höre und staune)
4%	**Kohlendioxid, also CO_2**

Da CO_2 ein Gas ist, das man zwar verflüssigen kann, beim Ausatmen aber als Gas ausgeschieden wird, kann man die gesamte durch Menschen beim Ausatmen pro Zeiteinheit erzeugte CO_2-Menge feststellen. Sie beträgt täglich etwa 2 Kilogramm. Das bedeutet ca.730 kg CO_2 pro Jahr und Person. Bei einer Milliarde Menschen kommen da schon 730 Millionen Tonnen zusammen.

6,3 Milliarden Menschen produzieren somit pro Jahr 4,6 Milliarden Tonnen CO_2. Um auf eine verständliche Zahl zu kommen, müssen wir daran denken, daß eine Tonne eine Maßeinheit für 1.000 kg ist.

Da kann man eigentlich nur noch eine Frage stellen:

Wann wird endlich ein Gesetz, am besten von der UNO, verabschiedet, das zur Rettung der Menschheit die Menschen verdonnert, langsamer und weniger zu atmen?

Nachdem wir soeben feststellten, wo die Hauptsünden der Menschheit, die Klimakatastrophe betreffend, stattfinden (Verbrennen von Kohle, Gas und Öl, das Ausatmen von verbrauchter Luft), wollen wir auch nicht mehr viel von der Nutzung der Kohlensäure und verwandter Substanzen zur sogenannten Karbonisierung von Getränken aller Art bis hin zum Gebrauch von Trockeneis, zum Löschen von Feuern aller Art, etc. reden, aber wir müssen uns vorher noch ernsthaft fragen: Was soll aus uns nur werden, wenn wir keine Kohlensäure mehr gebrauchen dürfen, um Bier zu brauen? Ohne CO_2 keine Schaumkrone. Ohne Schäumchen ist Bier ein labbriges Zeug. Alle werden umsteigen auf Softdrinks. Coca Cola wird´s freuen und die Bekleidungsindustrie auch, weil die Menschen dann noch dicker werden. Aber Coca Cola enthält auch CO_2. Und in Menge!

Die Geburt einer genialen Idee

Ort der Tat: Köln
Datum der Tat: Montag, 11. August 1986
Dieser Tag, der 11. August 1986 ist einer der entscheidendsten Tage für diejenigen gewesen, die bewusst oder unbewusst dazu beitrugen, dass der wahrscheinlich größte „Beschiss" der Menschheit, nunmehr mit wachsender Eigendynamik, initiiert werden konnte. Damit wurde denjenigen die Zündkerze geliefert, die den Motor als Selbstläufer starteten, der Garantie dafür war, dass sich große Geschäfte anbahnen würden, selbstverständlich zu Lasten derjenigen, die würden zahlen müssen. Und das funktioniert immer nach dem gleichen uralten Rezept:

Erst einen Popanz, der Angst erzeugt, produzieren. Dann das Rezept (Gesetze) verkünden, wie der Popanz gebändigt werden kann, was natürlich mit Kosten verbunden ist. Und dann: Ganz einfach, wie immer, abkassieren.

Der Startschuss fällt:

Wissen Sie noch, was Sie am 11. August 1986 erlebten und wo Sie damals waren? Wenn Sie gerade Geburtstag hatten, könnten Sie eventuell rekapitulieren. Aber ich, ich weiß, wo ich war. Auch, dass mir am diesem Tag ein gewaltiger Schreck eingejagt wurde. Lassen Sie mich erzählen.
Das Numerushoroskop gab für diesen Tag folgenden Ratschlag unter Gesundheit und Wohlbefinden:
„Mit großer Hingabe testen Sie nun Ihre Leistungsgrenzen aus. Sie beziehen Ihre Kräfte aus einem schier unerschöpflichen Energiereservoir. Schwingen Sie doch zum Beispiel mal wieder Ihr Tanzbein."

Das alles wollte ich mir zu Herzen nehmen und tatsächlich in die Tat umsetzen. Wenn nicht heute, so doch spätestens ab morgen. Aber, es kommt ja immer anders als man denkt. Zu blöde!
Unter 11. August finden Sie im Internet bei Wikipedia nichts Erwähnenswertes; gähnende Leere. Keine Geburten. Sterben tat an diesem Tag Heinz Strehl, deutscher Fußballspieler. Kannten Sie ihn? Ich auch nicht.

Nachmittags am 11. August 1986 war ich bei meinen Anwälten in Orlando in Florida in USA. Woran wir arbeiteten? An einem sogenannten „Federal Law Suit", vielmehr an den Ergebnissen, die „Your Honour" auf Grund der Abstimmung der Jury geneigt war bekannt zu geben. „Your Honour" (Euer Ehren) ist der Vorsitzende Richter eines US-Gerichtes. So muss er angeredet werden, sonst kann er grantig werden.
Ein „Federal Law Case" ist ein Streitfall, der wegen Interesses des Gesamtstaates vor einem US-Bundesgericht, einem „Federal Court", verhandelt wird. Nicht jeder Ort in den USA hat ein „Federal Building", in dem ein „Federal Court" tagen kann. Orlando hat dies. Wenn dieses nicht der Fall gewesen wäre, dann wäre mir auch dieser Tag, der 11. August 1986, nicht in Erinnerung geblieben. Und das wäre auch schlimm für Sie, denn: Dann wären Sie soeben nicht in den Genuss gekommen, Teile - winzige Teile - des US-Amerikanischen Rechtssystems kennen zu lernen.
Der 11. August war ein Montag. Und Montag ist „SPIEGEL"-Tag. Da erscheint „DER SPIEGEL". Deutschlands liebstes Nachrichtenmagazin; der Tag, an dem wöchentlich die Republik bibbert vor dem, was da wohl im SPIEGEL steht.
Also, wir sind noch in Orlando, und ich musste zum Flugplatz, um dort jemanden abzuholen.

Dort angekommen, stellte ich fest, dass die Maschine, auf die ich wartete, Verspätung hatte. Endlich kam sie an und alsbald schlängelten sie die ersten Passagiere durch den „Immigration Service“, die Einwanderungsbehörde und den Zoll. Mein Freund war nicht in Reichweite. Aber ein Papierkorb. In diesen wurde soeben von einem der Passagiere eine Zeitschrift, ein Magazin, mit der wichtigsten Information, die mich in meinem fortgeschrittenen Alter bislang erreichen würde, deponiert. Es war der neueste SPIEGEL. Unübersehbar lag er vor mir im Papierkorb. Ich brauchte nur zuzulangen. Gerade aus Deutschland importiert. DER SPIEGEL sah mich mit seinem Titelblatt vielsagend an und sprach schweigend: „Just for you“.

Das Titelbild und noch mehr der erklärende Artikel dazu haute mich von den Beinen. Ich nahm auf dem nächstbesten dazu geeigneten Gegenstand Sitzhaltung ein und vergaß, weswegen ich mich eigentlich auf dem McCoy Flugplatz von Orlando befand. So vergaß ich auch meinen Freund, der mich aber, Gott lob, nicht übersah.

Auf dem Titelbild sah mich der Kölner Dom an, Sinnbild abendländischer Baukultur, Grundsteinlegung vor 738 Jahren, 632 Jahre Bauzeit, Fassungsvermögen: Angeblich 20.000 Personen.

Nun stand er unter Wasser. Tatsächlich: Das Titelbild des SPIEGEL vom 11. August 1986 zeigte den Kölner Dom bis zu den Schultern von Wasser umgeben. Nur die Turmspitzen schauten heraus. Von der Stadt Köln selbst war nichts mehr zu sehen. Nur noch eine Wasserwüste bis zum Horizont. Von der Nordsee, der Mordsee, überspült. Was war passiert?: „Ozon-Loch, Pol-Schmelze, Treibhaus-Effekt: Forscher warnen – Die Klimakatastrophe“.

Da war es, das Wort: ***Klimakatastrophe*** – Geburt eines Blockbusters

Der Text dazu, zu dem Titelbild, von dem ich Aufklärung erwartete, verschreckte mich vollends, als ich folgendes las: „Jetzt, im Sommer 2040, ragen die Wolkenkratzer New Yorks weit vor der Küste wie Riffs aus der See. Überflutet, vom Meer verschluckt, sind längst auch Hamburg und Hongkong, London, Kairo, Kopenhagen und Rom. Das Vereinigte Königreich Großbritannien ist in einen Archipel zerfallen, in dem England, Schottland und Wales voneinander getrennte Inseln bilden. In Irland haben die steigenden Fluten des Atlantik die Nordprovinzen eingeschlossen; eine Meerenge trennt sie vom Südteil der Insel. An den Küsten aller Kontinente drängt sich das Meer in die Mündungstrichter der großen Ströme. Wo Nil und Ganges, Rhein und Amazonas in die See fließen, sind mächtige Buchten entstanden, die tief ins Binnenland reichen. Wertvolle Acker- und Weideflächen sind dabei für immer verlorengegangen. Seit die Eiskappen an den beiden Erdpolen immer rascher abschmelzen, hat die See ganze Länder verschlungen. Dänemark, die Niederlande, Belgien und Bangladesch existieren nicht mehr. Überspült wurden weite Küstenregionen der USA, aber auch Chinas und Nordeuropas."

Das dargestellte Szenario ist schockierend. Wenn man dies liest, bekommt man Angst. Und das ist gewollt.
Wer davon profitiert werden Sie noch erfahren.

Was für Assoziationen verursacht das Wort Klimakatastrophe? Zumindest Unbehagen, wahrscheinlich aber Angst. Immerhin ist das Wort Katastrophe ja der Superlativ eines furchtbaren Ereignisses.

Das Wort Klimakatastrophe wurde in meiner Erinnerung erstmals von Atomphysikern im Januar 1986 gebraucht. Sie wollten darauf hinweisen, dass die Atomkraftwerke kein CO_2 bei der Verbrennung von Uran freisetzen. Die Umweltangst vor möglichen Folgen der Nutzung der nie verstandenen Kernenergie war ja schon existent. Die Grünen brauchten diese Angst nur noch mit möglichen Klimaveränderungen bis hin zur Klimakatastrophe weiter zu entwickeln und die wirkliche Katastrophe war da. Ich komme auf die Bemühungen der Grünen und ihrer Adepten noch zu sprechen, damit klar wird, wie sich eine bedeutende Bewegung aus dem Naturschutz zum Klimaschutz mit entsprechenden Lügengebäuden als Werbefaktor etablieren konnte.
Klimakatastrophe weckt als Wortschöpfung Erinnerungen an die Zeit der Studentenunruhen, an die 68er, an die APO, an Häuserbesetzungen, an die Zeit der Massenaufstände anlässlich des Baues der ersten Atomkraftwerke.
Die damaligen Wortschöpfungen wie Atomstaat, Plutoniumwirtschaft etc. sollten ja ebenfalls Angst produzieren. Diese kumulierte bei den stetigen Hinweisen auf einen möglichen GAU (größter anzunehmender Unfall) in einem Atomkraftwerk unter Hinweis auf die Möglichkeit von 100.000en, möglicherweise Millionen von Toten und der Unbewohnbarkeit von ganzen „atomverseuchten“ Provinzen. Initiatoren solcher Schauergeschichten waren grüne und grünliche Parteien, die Zulauf zu ihren Vereinen benötigten, um wiederum mehr Macht zu erhalten und solche dann ausüben zu können.

Wolfgang Thüne schrieb in seinem beachtenswerten Buch „Freispruch für CO_2“ zu dem Weltuntergangsszenario des SPIEGEL:
„Mit nur zwei symbolträchtigen Bildern und wenig einprägsamen Sätzen hat „DER SPIEGEL“ eindeutig Position bezo-

gen und über seine Leserschaft nicht nur in das nationale, sondern auch das globale umweltpolitische Geschehen eingegriffen. Er lieferte ein Meisterwerk publizistisch-rhetorischer Kunst. Er nahm den „Flankenball“ der Wissenschaft gekonnt an und schoss ihn mitten ins Herz des öffentlichen Bewusstseins. Mit Raffinesse verband er den von „Klimaexperten“ prognostizierten Anstieg des Meeresspiegels mit dem menschheitsgeschichtlichen Trauma, dem in jedem von uns tief im Unterbewusstsein schlummernden Bild von der „Sintflut“. Das ist seine unnachahmliche demagogische Glanzleistung. DER SPIEGEL hat uns eine frei erfundene Gefahr eindrucksvoll vor Augen geführt und zugleich unser „schlechtes Gewissen“ aktiviert. Die „Sintflut“ gilt gemeinhin als Symbol der größten anzunehmenden Strafe Gottes für ungehorsames Verhalten. Ganz ähnlich räche sich nun die Natur über das „Klima“ am Menschen für sein sündhaftes Treiben im „Treibhaus“, ganz nach dem alltäglichen Motto: “Wer nicht hören will, muss fühlen!“

DER SPIEGEL hat sich das ganze Szenario jedoch keineswegs aus den Fingern gesogen. Er nahm geschickt eine Mittlerrolle zwischen Wissenschaft und Politik über das „öffentliche Bewusstsein“ ein. Er hat die „Pol-Schmelze“ beziehungsweise den „Treibhaus-Effekt“ weder erdichtet, noch hat er den reißerischen Begriff „Klimakatastrophe“ geprägt. Auch wenn er mit dieser Horror-Story direkt ins Räderwerk der Politik eingriff, und zwar sehr nachhaltig, so war doch DER SPIEGEL auch nur ein willfähriges Mittel zum Zweck im Dienste der „Klimaforschung“, die den Status „gesellschaftlich relevant“ anstrebte. Diese Privilegierung versprach dem kleinen Kreis von „Klimaexperten“ öffentliche Aufmerksamkeit und eine dauerhafte staatliche Forschungsförderung, aus Gründen der für notwendig erachteten „Klimavorsorge“. So scheinbar klug und gewissenhaft DER SPIEGEL auch recherchierte, um die öffentliche Meinung in eine ganz

bestimmte Richtung zu lenken, so war er nicht nur Täter, sondern auch Opfer. Er wurde von Wissenschaftlern angestiftet und benutzt, um deren Meinung zu verstärken und über die Medien in die Politik einfließen zu lassen. DER SPIEGEL war ein manipulierter Manipulierer.
Die eigentlichen Drahtzieher waren Wissenschaftler. Doch hinter diesen stehen wiederum mächtige Interessenverbände und Organisationen. Leider kann ich mit diesem „Freispruch" dieses höchst komplizierte Abhängigkeits-, Beziehungs- und Nutzungsgeflecht nicht entwirren. Ich kann hier nur Hinweise zum eigenen Nachdenken geben. Das Studium der Entstehungsgeschichte der „Warnung vor der drohenden Klimakatastrophe" ist jedoch ein aktuelles Fallbeispiel dafür, wie leicht sich in einer „Informationsgesellschaft" über die Auswahl der „Informationen" Menschenmassen und damit die „Politik" beeinflussen und steuern lassen.
Wenn der französische Naturwissenschaftler und Philosoph Michel Serres in der Frankfurter Allgemeinen Zeitung vom 19. Oktober 2000 feststellt, dass unsere Freiheit von „wahren Informationen" abhängt und dann darüber klagt, dass diese „durch Vermittlung der Medien karikiert" und ideologisiert werden, dann ist das ein recht durchsichtiges Ablenkungsmanöver eines Betroffenen. Es waren eindeutig nicht die Medien, welche die „Klimakatastrophe" erfunden haben. Dieses Geschäft betrieben Wissenschaftler, die die Klimaforschung als eine „gesellschaftlich relevante Wissenschaft" etablieren und wegen ihrer existentiellen Zukunftsbedeutung sogleich in eine „Vorreiterrolle" hineinzwängen wollten. Die Medien spielten dabei nur die Rollen eines Verstärkers und das tun sie – leider – mit einem ebenso unglaublichen wie ungeheuren Erfolg." So Wolfgang Thüne.

Der Mensch als Übeltäter - Wunsch der Finanzgiganten dieser Erde

Zunächst einmal wird ein Übeltäter gebraucht.
Einer, den man glaubhaft als solchen identifizieren kann. Unter allem, was das Universum bieten kann, bleibt nur der Mensch zur Wahl übrig.

Merken Sie sich jetzt bitte die Entwicklung:

Wunsch der Finanzgiganten dieser Erde:
Ein gigantisches Geschäft, endlich einmal so groß und andauernd wie noch nie, müsste sich ermöglichen lassen. Dazu müsste ein schlüssiges Konzept da sein.

Das Konzept bietet sich mit der „Klimakatastrophe" an. Diese wird als „gesellschaftlich relevant" aufgemotzt. ...zig neue „Klima"-Disziplinen finden ihren Einzug in die Universitäten. Die UNO mit Sitz in New York, der Hauptstadt der USA, nimmt sich der Angelegenheit an. Sie etabliert das IPCC, die Organisation, die sich im Auftrage der UNO nunmehr der Kontrolle über das Weltklima annimmt. Von dort aus werden jährliche Welt-Klima-Konferenzen organisiert. Die Geschichte der Beziehungen zwischen den USA und der UNO ist eine Geschichte der Dominanz. Der ewige Kampf der USA mit der UNO ist ein permanenter Konflikt zwischen Macht und Demokratie. Wer die Macht hat, hat das Recht.
Zum Verhältnis UNO – USA schreibt Noam Chomsky, der neben seiner linguistischen Arbeit als einer der bedeutendsten linken politischen Intellektuellen Nordamerikas und als scharfer Kritiker der US-amerikanischen Außen- und Wirtschaftspolitik bekannt ist, in seinem Buch „Hegemony or Survival": „Die herrschende Ansicht der Elite bezüglich der UN wurde 1992 durch Francis Fukuyama, der im Reagan -

Bush – Department arbeitete, gut dargestellt. Die UN ist „perfekt nutzbar als ein Instrument des amerikanischen Unilaterismus und mag in der Tat der elementare Mechanismus sein, mittels welchem dieser Unilaterismus in der Zukunft ausgeübt wird."
Die Akzeptanz der Logik, dass hinter dem Bemühen der UN, die Klimakatastrophe „voran zu bringen", die USA stehen, dürfte nicht schwer fallen.
Da IPCC und auch UNO in New York sitzen, sind gute Verbindungen von dort zum Big Business nicht durch Entfernungen relativiert. Da weiterhin die Klimakatastrophe ein zweckgebundenes Windei ist, weiß der Staat, in dessen Hauptstadt alle Zutaten zur Klimakatastrophe gewählt wurden, selbstverständlich über die Qualität dieser Katastrophe bestens Bescheid. Weshalb sollte er, dieser Staat, sich an der Bekämpfung einer fiktiven „Katastrophe" ernsthaft beteiligen, obwohl er weltweit als größter Klimaverschmutzer dargestellt wird?
Dies und die Folgen, durch zu verabschiedende Gesetze wie auch die Kosten, welche diese initiieren, kann man getrost denjenigen überlassen, die zahlen müssen und zahlen werden.

So, nun haben wir ein schönes Konzept für Big Business, weiterhin ein Organ, welches in der Lage und verpflichtet ist, dieses Konzept zu vermarkten, eine bereits mobilisierte Masse, die ebenfalls hinter diesem Konzept steht, die Medien, die bereits wie immer auf dem Sprung stehen, hässliche Ereignisse möglichst zu einer Immortelle auszubreiten, und dann? Ja, was braucht man denn noch? Na, das zahlende Publikum.

Liebe Leser, dies hier ist kein Roman, dies ist die handfeste Berichterstattung zum Thema Klima, das derzeit, etwas übertrieben gesagt, die ganze Welt beschäftigt.

Die Berichterstattung über eine vom Menschen induzierte Klimakatastrophe, die sich mit Riesenschritten nähert, ist Beweis dafür, dass der Mensch seine Möglichkeiten mit seiner Überheblichkeit, einmal mehr, total überschätzt. Der Mensch ist nicht in der Lage, der Welt eine Katastrophe zu bereiten. Dazu sind seine Mittel zu lächerlich.
Nachdem der Mensch lernte, die Atomspaltung mit der Freisetzung großer Energiemengen in die Tat umzusetzen, wurde auch damals bereits wieder einmal der Weltuntergang beschworen.
Wer kümmerte sich damals oder heute um die Frage, wieviel Energie tagtäglich auf der Erde freigesetzt wird? Energiemengen, die unsere Vorstellungskraft kaum verkraften können. Man schätzt, dass bei jedem Gewitter im Mittel durch die elektrischen Entladungen der Blitze, Energien freigesetzt werden, die dem zwanzigfachen der „Hiroshimabombe" entsprechen. Und jeden Tag gehen schätzungsweise 45.000 Gewitter auf der Erde nieder. So errechnet sich leicht, dass allein in den Gewittern auf der Erde täglich Energien von 900.000 Hiroshimabomben freigesetzt werden. Unfassbar! Und das hält die Erde aus, und zwar täglich. Und ohne zu murren. Also, der Mensch ist nicht in der Lage, mit seinen kläglichen Möglichkeiten das Wetter rund um die Erde zu beeinflussen. Also kann er auch das Klima nicht beeinflussen. Wir werden sehen, dass es aber gewollt ist.

Wie und wozu man eine Klimakatastrophe produziert

Deshalb die Behauptung, dass der immense Verbrauch und somit die Verbrennung fossiler Brennstoffe, die alle mehr oder minder hohe Anteile an CO_2 haben, Verursacher der derzeitigen angeblichen Erderwärmung ist. Nichts ist bewiesen. Denn:

Die angeblichen Fakten schwanken in ihren Zahlen teilweise um mehrere hundert Prozent. Damit haben sie den Anspruch auf wissenschaftliche Exaktheit verloren. Die Postulate der Wissenschaftler bleiben Hypothesen.

Die wirklichen Gründe, die entscheidend zum laufenden Temperaturwechsel der Erde beitrugen, sind definitiv unbekannt. Forschungsergebnisse darüber kommen und vergehen; oft beschließt Mutter Erde, die Forschungsergebnisse über sie, die Erde, kurzfristig durch entsprechende Ereignisse schnell und heftig zu widerlegen. Vielleicht wird man sich eines Tages daran erinnern, dass die liebe Sonne der einzige wirklich relevante Energie- und somit Wärmelieferant der Erde ist, der die Erde bewohnbar macht.

Diese Wieder-Entdeckung wird aber erst dann kommen, wenn die Ideologie um die Klimakatastrophe so viel Angst unter der Menschheit angerichtet hat, dass das angestrebte große „Geschäft" gelaufen ist und man wieder zur Tagesordnung überging.

Um die gravierenden Fehler bzw. absichtlichen Fehlinterpretationen von Klimageschehnissen durch die Wissenschaft zu entlarven, braucht man kein langjähriges Studium. Man braucht nichts weiter als eine kritische Beobachtungsgabe, logisches Denkvermögen, den Mut, auch einmal gegen den

Zeitgeist anzustinken, hier ist es die „gesellschaftliche Relevanz", und etwas Mühe beim Sammeln von Fakten.
Dies alles tat eine junge Dame aus Ostdeutschland. Ihre Arbeit ist deswegen so bemerkenswert, weil sie in deutscher Sprache verfasst wurde, nicht in Fachidiotendeutsch formuliert und von jemandem erarbeitet wurde, der sich offensichtlich während der Zusammenstellung seiner Fakten von „Allgemeinmeinung zum Treibhauseffekt" und den endlosen Ausführungen darüber in allen Tages-, Wochen- und Monatszeitschriften und den weiteren Beiträgen in Radio und TV nicht beeindrucken ließ.
Die junge Dame heißt Maria Ackermann. Maria A. tat nichts weiter, als in einer Zeit permanenter Katastrophen (meist von den Medien als solche aufgebauscht) für sich selbst zu selektieren, was von diesen Meldungen sofort auf den Müllhaufen gehört und um was man sich kümmern muss. Hier ihre Arbeit:

Klimawandel
und
Klimaschwindel

1 Klimawandel in der Vergangenheit
1.1 Die Erforschung des Klimas der Vergangenheit
1.2 Die frühe Klimageschichte
1.3 Das Quartäre Eiszeitalter
1.4 Die letzten 2000 Jahr
1.5 Klimaentwicklung seit dem Beginn der Wetteraufzeichnungen bis heute
1.6 Klima ist relativ!

2. Klimaschwindel von heute
2.1 Betrachtungen zum Phänomen des Treibhauseffektes
2.1.1 Zu welchen Assoziationen zwingt uns allein das Wort "Treibhauseffekt“
2.1.2 Die weit verbreitete Erklärung für den Treibhauseffekt
2.1.3 Gegendarstellung zum Treibhauseffekt
2.1.4 Irrtümer der etablierten Klimatologie
Zusammenfassung Treibhauseffekt
2.2 Klimaschutzpolitik und ihre Folgen
2.3 Zusammenfassung

1. Klimawandel in der Vergangenheit

Um unser derzeitiges Klima besser verstehen zu können, ist es notwendig, sich die Erde im bisherigen Klimawandel näher anzusehen. Denn das Klima war, wie man heute weiß, von Warm- und Kaltzeiten geprägt.

1.1 Die Erforschung des Klimas der Vergangenheit

Forscher aus aller Welt versuchen, Anhaltspunkte für Klimaveränderungen in der Vergangenheit, sowohl im polaren Eis als auch in den Tropen, zu finden. Das polare Eis ist insofern aufschlussreich, als dass es die Luft und mit ihr auch die Partikel von vergangenen Jahrtausenden in winzigen Luftbläschen konserviert hält.
Die Tropen sind im Gegensatz zu den polaren Gebieten aber eher ein neueres Forschungsgebiet, wenn es um die Erforschung des Klimas geht. Dennoch sind sie nicht weniger interessant als das polare Eis. Im Gegenteil: Die Rolle der Tropen wird heute als viel wichtiger angesehen als noch vor zehn Jahren, bestätigt auch David Lea von der Universität Kalifornien/Santa Barbara.
Untersuchungen, z. B. die des Briten Gideon Henderson, zeigen, dass sich das Klima in den Tropen bis zu 15.000 Jahre früher verändert hat als in mittleren und hohen Breiten der Nordhemisphäre.
Auch Trauth, einer der wenigen deutschen Forscher, die sich mit der Bedeutung der Tropen für den globalen Klimawandel beschäftigen, führte gemeinsam mit Kollegen aus den USA und Frankreich Untersuchungen in Ostafrika durch. Die Erforschung von Sedimenten am Ufer des Lake Naivasha in Kenia hat ergeben, dass das Klima dort wahrscheinlich bereits vor 150.000 Jahren zu kippen begann. Wie man sieht, können ältere Klimaereignisse nur mittels indirekter Daten

bestimmt werden. Dazu zählen die Dendrologie (Baumringanalyse), Untersuchungen von Meeressedimenten, Eisbohrkernen, Korallen und die Auswertung historischer Darstellungen. Weiterhin können an Pflanzenresten Messungen zum Gehalt von Kohlenstoffisotopen durchgeführt werden. Das Isotop Beryllium 10 kann zur Bestimmung der früheren Sonneneinstrahlung genutzt werden.

1.2. Die frühe Klimageschichte

Nach der Entstehung der Erde vor 4,6 Mrd. Jahren konnte sich erst vor ca. 2 Mrd. Jahren eine stabile Atmosphäre aufbauen. Darauf folgte auch schon vor 2,3 Mrd. Jahren das erste Eiszeitalter. Etwa ab dieser Zeit kann das Klima heute rekonstruiert werden, was vor allem durch die Analyse von Sedimenten geschieht.
Dieses erste Eiszeitalter wird "Archaisches Eiszeitalter" genannt. Es begann vor 2,3 Mrd. Jahren und dauerte etwa 300 Mio. Jahre. In dieser Zeit waren beide Pole mit Eis bedeckt.
Das zweite ("Algonkisches Eiszeitalter") begann fast eine Mrd. Jahre später, also vor 950 Mio. Jahren. Dieses Mal war nur der Nordpol mit Eis bedeckt. Europa befand sich noch am Nordpol, deshalb gibt es auch nur hier Hinweise auf dieses Eiszeitalter.
Nach einer Warmzeit, die bis vor 750 Mio. Jahren anhielt, folgten die "Sturtische Vereisung" und die "Varanger Vereisung", die bis vor 620 Mio. Jahre andauerten. Da diese beiden Vereisungen relativ kurz aufeinander folgten und beide bipolar waren, also auf beiden Erdhalbkugeln Eis entstehen ließen, werden sie zusammen als das "Eokambrische Eiszeitalter" bezeichnet.
Das darauf folgende "Silur- Ordivizisches Eiszeitalter" begann vor 440 Mio. Jahren und war höchstwahrscheinlich ein sehr schwaches Eiszeitalter, weil es sich vermutlich nur auf die Sahara beschränkte und daher vereinzelt "Sahara Verei-

sung" genannt wird. Allerdings wird noch über eine Vereisung von Südamerika und Südafrika spekuliert.
Vor 280 Mio. Jahren folgte dann das wieder stärkere "Permkarbonische Eiszeitalter", das auch als "Gondwana Vereisung" bekannt ist.
Das Eiszeitalter, das bis heute anhält, begann vor 2 bis 3 Mio. Jahren und ist unser derzeitiges "Quartäres Eiszeitalter". Dies ist am besten von allen Eiszeitaltern erforscht und deshalb gibt es eine Fülle von Daten.

1.3. Das Quartäre Eiszeitalter

Tiefseesedimente belegen, dass es vor ca. 3,2 Mio. Jahren einen starken Temperaturabfall auf der Erde gab. Diese Veränderung sehen viele Wissenschaftler als Beginn des Quartärs an. Eis entstand jedoch nicht sofort, sondern erst mit einer Verzögerung, denn die Erde musste sich erst so weit abkühlen, dass wieder große Gletscher und Eispanzer entstehen konnten.
Hier möchte ich darauf hinweisen, dass man zwischen "Eiszeitalter" und "Eiszeit", wie vielleicht schon bemerkt, unterscheiden muss. Ein Eiszeitalter besteht aus Eiszeiten und Warmzeiten. Eiszeiten sind also besonders kalte Perioden und Warmzeiten besonders warme Perioden in einem Eiszeitalter.
Deshalb sind die Namensgebungen für unsere Zeit auch etwas verwirrend. Die Geologen nennen sie "Holozän" und von den Geografen wird sie als "Postglazial" bezeichnet. Geologen und Geographen sind sich also nicht einig, ob diese unsere Zeit nun eine weitere Warmzeit ist oder der Beginn eines völlig neuen Klimarhythmus´, denn "Postglazial" bedeutet "nach der Eiszeit".
Für die Frage des Beginns des Eiszeitalters vor 2,7 Millionen Jahren haben Potsdamer Wissenschaftler des Geofor-

schungszentrums (GFZ) und des Instituts für Klimaforschung (PIK) eine verblüffende Lösung gefunden:
Eine Art "Süßwasserdeckel" nur 50 bis 200 Meter unter der Meeresoberfläche des Nordpazifik habe die Ozeanströmungen gebremst oder sie ganz unterbrochen. Durch die gebremsten Strömungen im Pazifik habe sich nun im Sommer das Oberflächenwasser erwärmt. Es war zwar nur eine dünne Schicht von vielleicht 50 Metern, dafür sei deren Temperatur um bis zu sieben Grad gegenüber den vorher üblichen Werten gestiegen, berichtete Gerald Haug, Professor und Klimaforscher vom GEZ der Sächsischen Zeitung. Die Experten überraschten dann jedoch die Folgen dieser Erwärmung. Gleich einer warmen Badewanne in einem kalten Raum habe der Nordpazifik im kühlen Herbst und frühen Winter zu dampfen begonnen. In der eiskalten Luft über den Landmassen und über dem Nordpol seien daraufhin gigantische Schneemassen niedergegangen. Das war mehr, als die Sonne im darauf folgenden Sommer habe wegtauen können. Weil Grönland, Nordamerika und große Teile Nordasiens von kilometerdicken Eisschilden bedeckt gewesen sein sollen, sei der Meeresspiegel um 120 Meter gesunken.
Die Abkühlung habe daraufhin nochmals zugenommen, da der viele Schnee nun auch die letzten wärmenden Sonnenstrahlen im Sommer zum großen Teil wieder reflektiert haben soll, schilderte Haug. Seitdem habe sich das Klima als Pendel zwischen kalt und warm eingependelt.
Bisher gab es allein in den letzten 500.000 Jahren des Quartärs bereits gut untersuchte Warm- und Kaltzeiten im Bereich der Alpen und des nördlichen Mitteleuropas. Wenn diese Warm- und Kaltzeiten schon relativ große Temperaturunterschiede und damit Klimaveränderungen anzeigen, so gibt es doch auch noch unterschiedliche Temperaturschwankungen innerhalb dieser Warm- und Kaltzeiten. Es gab allein während der Würmkaltzeit 3 Stadien, d.h. relativ kalte Zeiten vor

60.000, 40.000 und 18.000 Jahren. Die kalten Temperaturen, die um ca. 4-5 °C unter unserer heutigen Erdmitteltemperatur lagen, führten dazu, dass auf der Erde dreimal so viel Eis vorhanden war als heute.
Die Januarmitteltemperatur lag im deutschen Gebiet zum Beispiel bei etwa -20°C. Zum Vergleich: heute ist dieser Mittelwert bei 0,3°C. Das hatte vor 18.000 Jahren zur Folge, dass auch der Meeresspiegel drastisch sank, nämlich auf einen Wert von 135 Metern unter der heutigen Marke. Diese Klimamerkmale hatten natürlich auch Einfluss auf die Tierwelt. Der Eisbär war beispielsweise zu dieser Zeit in Norddeutschland heimisch.
Der offizielle Wechsel von der letzen Kaltzeit zur Warmzeit wird auf 11.000 Jahre vor heute datiert. Dennoch erfolgte der Wechsel zwar in relativ kurzer Zeit, aber immerhin über mehrere Tausend Jahre. Das lag daran, dass die großen Eisschilde nicht so schnell schmelzen konnten. Der skandinavische Schild war vor etwa 7.000 Jahren verschwunden. Dieser Vorgang ging im Vergleich zu den Schilden in Nordamerika und Nordasien relativ schnell, denn der Laurentische Schild in Nordamerika war erst vor 4.000 Jahren völlig abgeschmolzen.
Doch wie konnte es zu solch einem Wechsel kommen? Haben die Steinzeitmenschen damals zu viele Feuer angezündet und durch die Kohlenstoffdioxidproduktion die Warmzeit eingeleitet?
Von 16.000 Jahren bis 10.000 Jahren vor unserer Zeit stieg der CO_2 –Gehalt der Atmosphäre von 180 ml/m³ auf 260 ml/m³. Diese Erhöhung ist damit zu erklären, dass die Ozeane durch eine Temperaturerhöhung weniger CO_2 lösen konnten und so mehr in der Atmosphäre zurückblieb. Wie gesagt, der CO_2 –Gehalt stieg *durch* eine Erwärmung und *verursachte* sie nicht.

In der Zeit des sogenannten "Atlantikums", das vor etwa 6.500 Jahren begann und vor etwa 4.500 Jahren endete, hatte die aktuelle Warmzeit ihren Höhepunkt überschritten. Bei diesem optimalen und warmen Klima entstanden auch die ersten Hochkulturen in Mesopotamien und Ägypten. Heute sind diese Regionen eher trocken. Deshalb mag es vielleicht erstaunlich sein, doch damals herrschte dort ein niederschlagsreiches Klima. Das ergaben verschiedene Untersuchungen und Satellitenbilder, die sehr umfangreiche, mittlerweile aber meist ausgetrocknete Flusssysteme zeigen.
Obwohl das Holozän als Erdzeitalter bis jetzt am besten untersucht wurde, sind doch die ersten drei Viertel noch weitgehend unerforscht. D. h. je jünger die Quellen der Information über das Klima sind, um so detaillierter werden sie.

1.4. Die letzten 2000 Jahre

Aufzeichnungen oder andere Funde über die Landwirtschaft geben Anhaltspunkte für das damalige Klima. Dort, wo es warm war, konnte die Landwirtschaft gedeihen und mit ihr auch die Kultur wachsen. Weinanbau ist z. B. ein guter Indikator für warmes Klima. So wurde beispielsweise in der "Mittelalterlichen Warmperiode" zwischen dem 9. und 14. Jahrhundert Wein in Südschottland, Pommern und Ostpreußen angebaut. Heute liegt die Weinbaugrenze 500 Kilometer weiter südlich. Im Jahr 985 zieht der Wikinger Erik der Rote von Island nach Grönland. Das "Grünland" ist - wie der Name sagt - fruchtbares Land. Über die eisfreie Nord-Ost-Passage segelt Eriks Sohn Leif 500 Jahre vor Kolumbus als erster Europäer nach Amerika.
Auf diese Warmperiode folgte wieder eine "Kleine Eiszeit", die um 1300 beginnt und bis Mitte des 19. Jahrhunderts dauert. Das Wetter ist wechselhaft, kühl und regnerisch. 1342 wird Mitteleuropa von einer Hochwasserkatastrophe heimgesucht. Die Folge: Hungersnot und Seuchen. Die Pest rafft 40

Prozent der Bevölkerung dahin. Mitte des 17. Jahrhunderts, zur Zeit des Dreißigjährigen Krieges, rücken die Eismassen der Alpen wieder vor. In den nasskalten Sommern der nächsten 200 Jahre verfaulen nicht selten Getreide und Kartoffeln auf dem Acker. Die Menschen hungern.

1.5 Klimaentwicklung seit dem Beginn der Wetteraufzeichnungen bis heute

Der Temperaturanstieg seit Mitte des 19. Jahrhunderts fällt zeitlich zusammen mit dem Beginn der Industrialisierung und Bevölkerungsexplosion. Allerdings endete in diesem Zeitraum auch die "Kleine Eiszeit" und die Wetteraufzeichnungen begannen.
"Der eskalierende Verbrauch fossiler Brennstoffe und die landschaftsschädigende Bevölkerungsexplosion dürften aber zu diesem Zeitpunkt noch kein klimasteuerndes Ausmaß erreicht haben", vermutet Klimaforscher und Paläontologe Professor Wolf Dieter Blümel. Dennoch werden die derzeitigen Klimaverhältnisse dem Treibhauseffekt zugeschrieben, der ja durch eben diese Einflüsse bestärkt werden soll. Vielmehr sollten die Ursachen aber in den Ozeanen zu suchen sein.
Beispiel Golfstrom: Er entsteht in der Karibik und sorgt dafür, dass zum Beispiel die Häfen von Grönland oder Murmansk auch im Winter eisfrei sind. Wenn die Polkappen abschmelzen und nicht mehr genügend Kaltwasser produzieren, dann funktioniert der Wärmetauscher nicht mehr. Ausdehnung oder Schwund der polaren Eiskappen beeinflussen die Zirkulation von kaltem und warmem Wasser und damit die Großwetterlage über den Meeren. Wenn also der Golfstrom durch das kalte Schmelzwasser der polaren Eismassen abgedrängt wird und nicht mehr so weit in den Norden reicht, wird es in Nordeuropa kälter.
Es ist paradox:

In Nordeuropa droht eine neue Kältezeit, während sich andernorts das Klima aufheizt.

1.6 Klima ist relativ!

In den letzten 12.000 Jahren hat die Erde mehrere Wechsel von Warm- und Kaltzeiten erlebt. Während der letzten Eiszeit fand sich mal mehr und mal weniger Eis auf der Erdoberfläche. In dem Zeitraum der letzten eine Million Jahre wiesen die Temperaturen starke Schwankungen in Zyklen von etwa 100.000 Jahren auf. Dennoch waren die Schwankungen im Vergleich zu den letzten 100 Mio. Jahren *relativ* gering. Denn, wenn man unsere derzeitigen Temperaturen mit denen aus diesem großen Zeitraum vergleicht, so wären sie relativ kalt, weil wir uns in einem Eiszeitalter befinden.
Da wir uns aber seit etwa 11.000 Jahren in einer Warmzeit des Eiszeitalters befinden, sind die Temperaturen in Relation zu dem derzeitigen Eiszeitalter des Quartärs relativ warm. In den vergangenen Warmzeiten lagen die Durchschnittstemperaturen um 2 bis 2,5 Grad höher als heute. Untersuchungen der jüngeren und jüngsten Klimageschichte zeigen, dass Warmphasen gleichbedeutend sind mit Luxus und Überfluss. Kaltphasen zwingen zu radikaler Anpassung. Ein Forscherteam der Harvard University hat 240 wissenschaftliche Studien zu den Klimaveränderungen der letzten 1000 Jahre ausgewertet. Ergebnis: Weder die europäischen "Jahrhundertsommer" von 1947 oder 2003 noch die Häufung von Extremwetterlagen mit Orkan, Flut und Überschwemmungen sind - historisch gesehen - in irgendeiner Weise dramatisch. Das Horrorszenario der unkontrollierten "globalen Erderwärmung" wird relativiert: Seit 1850 steigen die Durchschnittstemperaturen tatsächlich wieder, und zwar auf ganz natürliche Weise. Trotzdem gehen viele Wissenschaftler davon aus, dass der sogenannte anthropogene Treibhauseffekt an der Erwärmung maßgeblich beteiligt sei.

2. Klimaschwindel von heute

Jeder weiß um die Bemühungen vor allem der deutschen Regierung, das Klima zu schützen. Dabei steht vor allem die Senkung des Treibhauseffektes durch Verringerung der Produktion der sogenannten Treibhausgase im Vordergrund. Im Folgenden wären also die Theorien der vermeintlichen Experten zu erläutern oder auch durch Kenntnisse der Physik und andere Naturwissenschaften zu widerlegen. Die gewonnenen Erkenntnisse werden dann dafür nötig sein, um die Folgen der Klimapolitik in Deutschland zu erkennen.

2.1 Betrachtungen zum Phänomen des Treibhauseffektes

Die Sonnenenergie gelangt als Infrarotstrahlung, sichtbares Licht und UV-Strahlung, auf die Erde. Etwa ein Drittel wird wieder in den Weltraum zurückgeworfen: Von der Atmosphäre rund 25% und von der Erdoberfläche rund 5%. Die Atmosphäre und die Wolken schlucken rund 25%, so dass nur 45% die Erdoberfläche erreichen. Mit aufsteigender Luft und mitgeführtem Wasserdampf gibt die Erde wieder Energie ab. Ein Teil der Infrarotstrahlung, die von der Erde zurückgeworfen wird, verschwindet im Weltraum. Ein großer Teil wird aber von den Treibhausgasen abgefangen. Auch von der isolierenden Treibhausschicht gelangt Wärme in den Weltraum. Den größten Teil strahlt sie jedoch zur Erdoberfläche zurück, was zur Erwärmung der Troposphäre beiträgt.
Als Treibhausgase versteht man im Übrigen Gase, die bei der Nutzung fossiler Brennstoffe wie Kohle und Erdöl in die Umwelt abgegeben werden. Sie absorbieren die Sonnenenergie, die von der Erde in Form von Infrarotstrahlen reflektiert wird, und heizen so die Atmosphäre auf.
Man kennt 6 wichtige "Treibhausgase":

- Kohlenstoffdioxid CO_2
- Distickstoffmonoxid N_2O
- Methan CH_4
- Fluorchlorkohlenwasserstoffe FCKW
- Ozon O_3
- Wasserdampf H_2O

2.1.1 Zu welchen Assoziationen zwingt uns allein das?

Ich stelle mir die Erde in einer Glashülle vor, die nur die Hitze der Sonne hereinlässt und fast nichts von der Wärme wieder hinaus. Da diese "Glaskuppel" hauptsächlich durch CO_2 verursacht sein soll, müsste es sozusagen eine CO_2 –Hülle sein, die die Wärmestrahlung wieder auf die Erde reflektiert. Doch etwas stimmt an dieser Vorstellung nicht.

CO_2 ist schwerer als Luft und verbleibt deshalb am Erdboden. Besonders eindrucksvoll ist das an folgendem Ereignis zu erkennen:

Im August 1986 starben in Kamerun über Nacht 1.700 Menschen an den Folgen einer Kohlendioxidvergiftung. Lange blieb unklar, woher das tödliche Gas kam. Dann war klar: Es stammte aus dem nahegelegenen Lake Nyos, ein tödlicher Killer-See. Der Vulkan unter dem See speiste über viele Jahrzehnte giftiges Kohlendioxid in das Wasser ein. Das Gas sammelte sich in 200 Meter Tiefe und setzte sich plötzlich explosionsartig frei.

In der verhängnisvollen Nacht im Jahr 1986 kam es nämlich zu einer Kettenreaktion. Ein Teil des Kraterrandes brach ab, stürzte in die Tiefe und wirbelte die hochkonzentrierte Kohlensäure am Seeboden auf. Die Druckentlastung führte zu einer schlagartigen Entgasung der im Wasser gelösten Kohlensäure. Über eine Million Kubikmeter Kohlendioxid wurden in wenigen Sekunden freigesetzt. Sie lösten bis zu 25 Meter hohe Flutwellen aus. Das geruchlose Gas schwappte über die Kraterränder.

Da es schwerer ist als Luft, kroch es die Hänge hinab und legte sich lautlos wie ein unsichtbarer Teppich über die umliegenden Felder und Dörfer. Tiere und Menschen erstickten dadurch im Schlaf.
Wir sehen also, dass eine CO_2 -Hülle, die die Wärmestrahlung wieder auf die Erde reflektiert, so nicht existieren kann. Was also ist mit dem Treibhauseffekt wirklich gemeint?

2.1.2 Die weit verbreitete Erklärung für den Treibhauseffekt

Laut *www.ilexikon.com*: "Der Treibhauseffekt bewirkt, dass hinter Glasscheiben und dadurch im Innenraum eines verglasten Gewächshauses die Temperaturen ansteigen, solange die Sonne darauf scheint. Mit Hilfe dieser Wärme können Pflanzen vorzeitig austreiben, blühen und Früchte bringen.
Heute fasst man den Begriff jedoch viel weiter und bezeichnet davon abgeleitet den atmosphärischen Wärmestau der von der Sonne beschienenen Erde als atmosphärischen Treibhauseffekt, *da die beiden Situationen physikalisch sehr ähnlich sind.*
Der Effekt im Gewächshaus wird auch spezifisch benannt durch den Begriff Glashauseffekt. Der durch menschliche Eingriffe *vermutete* Anteil am atmosphärischen Treibhauseffekt wird anthropogener Treibhauseffekt genannt. Zumeist tritt der Treibhauseffekt dann auf, wenn die Durchlässigkeits- und Absorptionskoeffizienten der Begrenzungen eines Volumens wellenlängenabhängig sind. Dazu muss der Hauptteil der inneren Strahlung im eingeschlossenen Volumen entsprechend den Temperaturen von den Begrenzungen reflektiert oder (hauptsächlich) absorbiert werden. Zu dieser inneren Strahlung kommt eine weitere Strahlung (hauptsächlich von der Sonne), die einen Teil der Begrenzung (*Glasscheiben beziehungsweise die Schicht der Treibhausgase*) wegen der anderen Wellenlänge fast mühelos durchdringt

und von einem anderen Teil der Begrenzungsfläche (beispielsweise Erdboden) absorbiert wird. Durch die Summe der beiden Strahlungen (innere Strahlung eines Hohlraums, die von allen Begrenzungsflächen ausgeht, plus der durchgelassenen Strahlung) werden die getroffenen Stellen stärker erwärmt und diese stärkere Erwärmung breitet sich über das ganze Volumen aus. Eine Gasfüllung des Volumens ist dazu nicht notwendig, stört aber auch nicht."

2.1.3 Gegendarstellung zum Treibhauseffekt

Zunächst geht man davon aus, dass die Vorgänge des echten Treibhauseffektes und die des atmosphärischen sich physikalisch sehr ähnlich sind. Dennoch wird in einem Bericht des United States Department of Energy ("Projecting the Climatic Effects of Increasing Carbon Dioxide, DOE/ER 0237, December 1985) auf den Seiten 27/28 ausdrücklich darauf hingewiesen, dass die Bennennungen "greenhouse gas" und "greenhouse effect" irreführend sind.

Der echte Treibhauseffekt des Glashauses ist nämlich mit der unterdrückten Konvektion (Luftkühlung) zu erklären und nicht mit irgendwelchen Absorptionseigenschaften der Glasscheiben. Das ist auch der Grund, weshalb dieser Effekt in keinem ordentlichen Physikbuch vorkommt. Ein Treibhauseffekt kann also nicht existieren, weil ein Treibhaus ein geschlossenes System voraussetzt – im Gegensatz zur Erde, die gegenüber dem Weltall keine Systemgrenze aufweist.

Danach ist von einem vermuteten Anteil des Menschen am Treibhauseffekt die Rede. Von Klimatologen wird dann behauptet, dass die durch menschliche Aktivitäten freigesetzten Treibhausgase zum dominierenden Faktor im Klimageschehen geworden wären. Diese Aussage ist schon deshalb zweifelhaft, weil allein Wasserdampf etwa 62% der Infrarotstrahlen absorbiert, die die Sonne auf die Erde abstrahlt. Da der Wasserdampfgehalt der Atmosphäre stark schwankt, wird er

in den IPCC-Klimamodellen nicht berücksichtigt. Das bedeutet, dass zwei Drittel des Treibhauseffektes in den UNO-Prognosen unbeachtet bleiben, während dem verbleibenden Drittel, für das die Treibhausgase verantwortlich sind, hingegen eine ausschlaggebende Bedeutung zuerkannt wird, weil sich das Intergovernmental Panel on Climate Change (IPCC) als oberste wissenschaftliche Instanz in Fragen der Klimaforschung der Vereinten Nationen versteht. Alle Daten von dieser Organisation werden als gültig angesehen, ohne nachzufragen. Deshalb bleibt es eben auch nur bei Vermutungen. Tatsächlich gehen nur 3% des Kohlendioxids, das jährlich in die Atmosphäre gelangt, auf menschliche Einflüsse zurück, die restlichen 97% stammen aus natürlichen Quellen wie verdunstendes Meereswasser, verrottende organische Materie und der Atmung von Pflanzen und Tieren. Oder anders ausgedrückt: Eine Luftsäule über einem Quadratmeter Erdoberfläche wiegt 10 Tonnen. Darin können 400 kg Wasser und 3 kg CO_2 enthalten sein. Von diesen 3000g CO_2 seien 90g vom Menschen verursacht und würden das globale Weltklima zum Kippen bringen. Das ist schon aufgrund der Größenverhältnisse nicht möglich und außerdem fehlen die physikalischen Beweise.
Da nur eine Organisation die Informationen über das Klima kontrolliert, ist es naheliegend, dass es auch zu manchen Irrtümern kommen kann. Seien sie nun bewusst oder unbewusst entstanden.

2.1.4 Irrtümer der etablierten Klimatologie

Aus zum Teil fehlerhaften Messungen und daraus entstehenden Schätzungen und Spekulationen werden Computermodelle entworfen, die noch spekulativer sind, weil sie weder die zyklischen Schwankungen der Temperatur und ihre Ursachen noch den Einfluss des Wassers zureichend berücksichtigen.

Der derzeit offiziell beschriebene "Treibhauseffekt" kommt also nur durch Computermodelle zustande, die nur wenig von der tatsächlichen Realität zeigen, weil es für die Wetterparameter keine lösbaren Gleichungen gibt. Marc Lucotte von der Quebec-Universität, Montreal, sagte am 3.Mai 2005 in "Luftverschmutzung zu verkaufen" auf ARTE: "Chemie, Physik und Biologie machen das Meer aus, die Meeresoberfläche wie die Tiefsee. Aber diese drei wirken auch so zusammen, dass kein Mensch, kein auch noch so komplexes Modell und kein Computer im Stande ist, ihr Zusammenspiel zu berechnen, es vollständig zu erfassen.
Wir spekulieren hier mit ständig wachsenden Variablen. Je größer das System, desto größer die Unbekannte, und wir können einfach nicht wissen, wohin der Weg führt, wenn wir das Gefüge unseres Planeten manipulieren." Dasselbe gilt auch für Modelle über das Klima der Atmosphäre.
Der Treibhauseffekt ist also auch nur eine "geradezu idiotische Lüge", die keinerlei Überprüfung standhält, wie es Herr Konrad Fischer schon einmal formuliert hat. Denn schließlich ist dieser "Effekt" bereits von mehreren Meteorologen und Physikern eindeutig widerlegt worden.
Es ist richtig, dass die Temperaturen seit 150 Jahren steigen. Von Klimaexperten wird aber behauptet, dass der Mensch an der Klimaerwärmung schuld sei, weil er durch die Produktion von CO_2 und anderen Treibhausgasen den anthropogenen Treibhauseffekt verursachen würde, der die Atmosphäre aufheizt. Infolge der Erhöhung der Treibhausgase würden die Gletscher und Polkappen abschmelzen. Dabei ist aber einiges nicht beachtet worden:
Dummerweise fiel der Beginn der Wetteraufzeichnungen in eine Zeit, in der die Temperaturen gerade wieder stiegen und die Industrialisierung begann. Wie die Klimageschichte zeigt, gab es bis Mitte des 19. Jh. eine kleine Eiszeit und die Wetteraufzeichnungen begannen 1860. Ein idealer Anfangs-

punkt also für Klimatologen, die eine Temperaturerhöhung durch den Menschen behaupten und verteufeln. Dabei hat sich das Klima der Erde schon in der Vergangenheit auch ohne menschlichen Einfluss zyklisch verändert, wie die Klimageschichte zeigt. Da die Experten aber trotzdem der Meinung sind, die vom Menschen produzierten Treibhausgase sind für klimatische Veränderungen verantwortlich, müssen sie reduziert werden.

Vor allem CO_2 wird als Klimakiller schlechthin gehandelt. Tatsächlich erwärmt sich aber die Erde seit ca. 450.000 Jahren und mit ihr steigt die CO_2- Konzentration in der Atmosphäre. Allerdings geschieht dies mit einigen Schwankungen mit der Periodendauer von ca.100.000 Jahren. Das zeigen allgemein anerkannte Bohrungen im antarktischen Eis und deren Analyse, z.B. Petit et al. 1999, die auch dem IPCC bekannt sind. Außerdem war die CO_2- Konzentration in der Erdgeschichte meist wesentlich höher als heute. Davon zeugen die vielen fossilen Energiequellen. Weil damals die Konzentration höher war, konnten viele Pflanzen üppiger wachsen und auch verrotten, um dann schließlich durch den Inkohlungsprozess in Kohle umgewandelt zu werden. Heute verhält es sich genauso. Mit 0,037% CO_2 in der Atmosphäre sind wir derzeit an der unteren Grenze dessen, was Pflanzen benötigen. Da sich der CO_2- Gehalt etwas vergrößert hat, können nun auch einige Pflanzen üppiger wachsen. Im Anhang findet sich dazu ein Beispiel aus Russland.

Warum wird also das CO_2 für die Erwärmung verantwortlich gemacht? Die vom Menschen fühlbare Wärme beruht im Wesentlichen auf der Steuerung der Wolkenbildung durch Feinstaub und, wie seit einiger Zeit vermutet wird, durch kosmische Strahlung und Sonnenwind, der Strahlungsabsorption und Reflektion an der Erdoberfläche und dem in der Atmosphäre enthaltenen Wasser und in geringem Maße CO_2 mit nachfolgender Thermalisierung, zyklischen Kondensati-

onsprozessen in der feuchten Atmosphäre und der Wärmespeicherfähigkeit der Ozeane. "Treibhausgase" wie CO_2, Ozon, Methan und FCKW strahlen ihre absorbierte Energie unterhalb von 10 km auch nur in geringem Maße ab, denn sie übertragen die Energie durch Kollision mit anderen Luftmolekülen, wie N_2 und O_2. Dies ist zweifelsfrei nachgewiesen und ergibt sich aus der Thermodynamik (Maxwell, Bolzmann, Physikbücher!).
CO_2 und andere sogenannte "Treibhausgase" absorbieren zwar geringe Mengen Wärmestrahlung, sind jedoch in so geringer Konzentration vorhanden, dass sie an der Thermalisierung nur einen geringen Anteil haben. (im Anhang). Weiterhin lösen sich die vom Menschen an die Atmosphäre abgegebenen Mengen CO_2 relativ schnell (ca. 5 -38 Jahre im Meer bzw. werden von Pflanzen verstoffwechselt).
Die Verbrennung fossiler Brennstoffe produziert etwa 3 % der gesamten Kohlenstoffmenge, die durch die Lösung im Wasser und die Photosynthese / Zellatmung bestimmt wird. Dies ist zu wenig, um die Mengen-Verhältnisse zu kippen.
Die Bodenausgasungen der gesamten Erdoberfläche sind weit größer als die anthropogenen Emissionen und bestimmen deshalb wesentlich die CO_2-Konzentration der Atmosphäre (es gibt in der Natur keine Gleichgewichte!).
Schließlich ist Wasser mit max. 4% in der Atmosphäre vorhanden, absorbiert ca. 88% der Strahlungsenergie und bestimmt wesentlich das Wetter!
Schließlich hat die Existenz der sog. Treibhausgase nichts mit dem Schmelzen von Eismassen zu tun. Die Menge des globalen Eises veränderte sich zyklisch im Laufe der Erdgeschichte (Arctic ocean Model; Milankovitch-Zyklen). Es gibt derzeit KEINEN globalen Trend der Gletscherschmelze (R.J. Braithwaite 2002 "Glacier mass balance: the first 50 years of international monitoring progress”. In Physical Geography 26: 76-95). Selbst wenn alle Gletscher abschmelzen, ist das

wegen der minimalen Eismasse belanglos. An beiden Polen wird es kälter. Außerdem nimmt die Eismasse der Antarktis nicht ab.
Es gibt auch KEINEN globalen Trend zur Meersspiegelerhöhung, wie das IPCC behauptet. Ein umfassende Analyse aller verfügbaren Daten durch die INQUA Commission on Sea Level Changes and Coastal Evolution beweist dies. ("A History and Projection of Global Sea Level "von Moerner et al. 2004).
Weiterhin ist es auch theoretisch unmöglich, die Eiskappen der Erde abzuschmelzen und damit den Meeresspiegel zu erhöhen, indem man die Wärme der Atmosphäre um ein paar Grad erhöht (z.B. durch die Zugabe von wärmeabsorbierendem anthropogenem CO_2 in der Troposphäre. Nachgewiesenermaßen steigen keine Meeresspiegel, sondern sie schwanken auf natürliche Weise.

2.1.5 Zusammenfassung Treibhauseffekt

Betrachtet man also das Klimageschehen mit sämtlichen Kenntnissen der Naturwissenschaften, so werden einem folgende Konsequenzen klar:

1. Der Atmosphärische Wärmeeffekt beruht im Wesentlichen nicht auf Strahlungsemission, sondern auf Wärmetransport durch H_2O und Wolken, der durch Solar- und kosmische Strahlung gesteuert wird. Das heißt, Wasserdampf ist der wirksame Wärmetransporter in der Atmosphäre. Die Wirkungen der anderen Spurengase wie CO_2, Methan, Ozon oder FCKW sind so gering, dass sie vernachlässigbar sind. Weiterhin spielt die Wärmespeicherfähigkeit der Ozeane eine wesentliche Rolle beim globalen Klima. Weil die solare Infrarotstrahlung seit 300 Jahren steigt, wird es also auch wärmer.
2. Die Temperaturvariabilität der Erdgeschichte ist ein natürlicher Prozess und beruht auf der solaren Variabilität

samt kosmischer Strahlung. Der Mensch ist also nicht an der Erwärmung beteiligt! Die Kalt- und Warmzeiten der Erdgeschichte werden durch unterschiedlich starke Beeinflussung der Wolkenbildung, durch kosmische Strahlung und Sonnenwind hervorgerufen.

3. Die Ursachen der globalen Erwärmung sind nur in paläoklimatischen Zusammenhängen zu sehen und weitgehend solaren und astrophysikalischen Ursprungs.
4. Dadurch, dass sich die Ozeane erwärmen, können sie weniger CO_2 lösen, das Kohlenstoffgleichgewicht wird verschoben und die CO_2-Konzentration in der Atmosphäre steigt. Weil somit mehr CO_2 für die Pflanzen zur Verfügung steht, hat das positive Auswirkungen auf die Natur.

2.2. Klimaschutzpolitik und ihre Folgen

Wenn gerade die Einflüsse des Wassers nicht berücksichtigt werden und der Einfluss der eigentlich bedeutungslosen Spurengase in die Höhe gehoben wird, was sind diese Klimamodelle dann überhaupt wert? Sagen sie doch nichts über die Realität aus!

Diese Modelle gelten aber für die Klimapolitiker als wichtige (und einzige?) Quellen. Das Problem bei der Erforschung der Erderwärmung ist, dass es noch so lange dauern wird, bis die Klimaforscher ihre Hypothesen überprüfen können. Viele von ihnen werden das nicht mehr erleben, da sie mit ihren Forschungen erst am Anfang stehen. Trotzdem wird jetzt schon über das Klima spekuliert und viel Geld damit gemacht.

1992 wurde nach langen Verhandlungen in New York die Klimarahmenkonvention unterzeichnet, die international unter dem Kürzel UNFCCC bekannt ist. Sie heißt *Rahmenkonvention*, weil sie im Wesentlichen nur eine allgemeine Verständigung über die Zielsetzung des Klimaschutzes festschreibt, die Erarbeitung eines Instrumentariums zur Erreichung dieses Ziels aber weiteren Verträgen überließ. Dies geschah erst fünf Jahre später in Form des Kyoto-Protokolls.

Am 16.02.05 ist das Kyoto-Protokoll in Kraft getreten. 141 Länder verpflichten sich, den weltweiten Ausstoß von sechs Treibhausgasen bis 2012 um mindestens 5,2 % gegenüber 1990 zu reduzieren. Übrigens würde das die befürchtete Klimaerwärmung selbst nach Berechnungen der Klimabehörde der UNO des IPCC nur um 0,07°C mindern und das liegt nicht im messbaren Bereich der Messinstrumente!
Um der Wirtschaft trotzdem einen Anreiz zu bieten, die CO_2-Emission zu verringern, gibt es verschiedene Möglichkeiten von Investitionen, um beim Klimaschutz zu profitieren. Die Firmen haben die Wahl: entweder in den Abbau ihrer CO_2-Emission investieren oder Verschmutzungsrechte kaufen. Mittlerweile beginnt sich sogar daraus ein neuer Wirtschaftszweig zu entwickeln.
Da der CO_2-Ausstoß in vielen Ländern seit der Ratifizierung des Kyoto-Protokolls verringert werden soll, können sich Länder oder Unternehmen CO_2-Guthaben sichern, indem sie in Entwicklungsländer investieren. Geschieht dies mit alternativen Energiequellen, profitieren sie in zweierlei Hinsicht davon. Einerseits bekommen sie Geld für den Strom, den sie dort produzieren, und andererseits werden ihnen CO_2 -Guthaben gutgeschrieben, obwohl sie im eigenen Land eigentlich keinen CO_2-Austoß verringert haben. Zusätzlich dienen den Ländern auch sogenannte Kohlenstoffsenken zur Erhöhung der Verschmutzungsrechte. Dazu gehört der Anteil an Wald im Land, das Meer und die CO_2-Speicherung im Erdinneren.
Es wurde festgestellt, dass ein Drittel der CO_2-Emission durch den Menschen auf den Verkehr zurückzuführen ist. D.h. soviel, dass 0,001% des Treibhauseffektes vom Verkehr

verursacht werden. Ich frage mich, wie man so etwas messen kann und wie viel Einfluss 0,001% überhaupt haben soll.
Trotzdem sollten effektivere Motoren entwickelt werden. Nach Meinung der Klimaschützer, um den CO_2-Ausstoß zu verringern, und wahrscheinlich nach Meinung von allen anderen, um den Treibstoffverbrauch zu senken, um Geld einzusparen, natürlich außer denen, die den Treibstoff verkaufen. Mit neu entwickelten Technologien wie der Brennstoffzelle wäre so etwas schon möglich.
Eine weitere Absurdität ist die Energiepolitik in Deutschland. Weltweit arbeiten 434 Kernkraftwerke. Allein 128 davon befinden sich in Nordamerika, denn dort denkt man nicht an einen Ausstieg aus der Kernkraft. In Europa arbeiten 148 Kernreaktoren und davon 58 in Frankreich. Zehn europäische Länder beziehen 35% ihres elektrischen Stromes aus Kernkraftwerken. Frankreich liegt mit 76% nur auf dem zweiten Platz – hinter Litauen. Dagegen decken die hochgelobten alternativen Energiequellen in Deutschland gerade 2,6% des Bedarfs. Daraus lässt sich schließen, dass Deutschland im eigenen Land selber zu wenig Energie produziert. Was machen wir also? Wir importieren 8,5% des Stromverbrauchs aus dem Ausland, vor allem aus der Ukraine und Frankreich. Und das nur, weil die Grünen den Treibhauseffekt dermaßen propagieren, dass jeder denkt, es kommt demnächst zu einer Katastrophe, obwohl die "Gegenmaßnahmen" nicht einmal Veränderungen im messbaren Bereich zustande bringen. Aber schließlich ist es ja ein altbekanntes Mittel, dass man durch Angstmache der Bevölkerung alles aufschwatzen kann, so eben auch den Ausstieg aus der Atomenergie. Doch was hat der Ausstieg aus der Atomenergie aus Angst vor einem Gau nur für einen Sinn, wenn es so viele Kernkraftwerke um Deutschland herum gibt? Ist es nicht egal, ob sie nun links- oder rechtsrheinisch stehen?

Bei so vielen Spekulationen, die auf falschen Annahmen und Computermodellen aufbauen, muss es doch jemanden geben, der davon profitiert.
Dazu Professor Dr. Dr. Hans Hompesch, Dortmund, in Leserbrief zum Thema "Treibhauseffekt", Quelle: F.A.Z. vom 18.05.1996:
"Lassen wir die Frage, ob es bei Anlegung strenger wissenschaftlicher Kriterien haltbar ist, die Gefahr einer Klimakatastrophe für die Zukunft vorherzusagen, so kommt man doch zu folgender Feststellung: Ein mit Umweltschutzgedanken angetriebenes „Klimakatastrophenkarussell", wie ich es nennen möchte, ganz im Sinne von Leser Dr. Thüne, wird in Fahrt gehalten: Unter anderem von Politikern, die keine Gelegenheit zur Profilierung auslassen; von verschiedenen Forschungsinstituten, bei denen Kosten und Personalstopp nun weniger Themen sind, ganz zu schweigen von Profilierungsmöglichkeiten; durch Ökoinstitute, bei denen die Klimakatastrophe einen nicht unwesentlichen Anteil an ihrer Existenz ausmacht, durch Meteorologen und andere Wissenschaftler, die vom Frust früherer Jahre erlöst und zum begehrten Fachmann werden mit wesentlich erweitertem Messgerätepark.
Hinzu kommen Gesellschaften, Vereine und Stiftungen, die ein zusätzliches Identifikationsobjekt gefunden und damit weitere Argumente für Mitglieder- und Spendenwerbung haben, sowie nicht zu vergessen Journalisten, die zu gefragten und beachteten Fachreportern geworden sind. Gegenkräfte gibt es praktisch kaum. Jeder wird durch den anderen be stätigt, angesteckt, gedeckt, rückgekoppelt, in Resonanz versetzt."

2.3 Zusammenfassung

Wie man schon aus der Klimageschichte erkennen konnte, befindet sich unser Planet in einem periodischen Wechsel von Kalt- und Warmzeiten, in denen es wiederum auch Temperaturschwankungen gibt. Vor 30 Jahren wurde noch eine Eiszeit propagiert, als diese dann auf sich warten ließ, kam die Theorie der Erderwärmung durch den vom Menschen verursachten Treibhauseffekt gerade recht, obwohl sie nachweislich falsch ist. *"Lüge und Angst sind allezeit die bevorzugten Steuerungsinstrumente der Unterdrückung."*, meint auch Konrad Fischer in seinem Interview im Anhang. Nichts anderes wird derzeit in der Klimapolitik getrieben. Die Stimmen der Kritiker werden praktisch von den Experten für nichtig erklärt. Fragt man einen Vertreter der Treibhaustheorie nach Klimakritikern, so meint er, dass es gar nicht so viele sind und im Grunde die Wissenschaft mit einer Stimme spricht. Weiter geht auch der Experte Jean Jouzel, französischer Klimatologe, CNRS, in der Gesprächsrunde am 03.05.05 auf Arte nicht auf die Kritiker ein. Doch wenn alle sich einig sind, ist es immer noch möglich, dass sie sich irren (nach Bertrand Russell).

Meine Arbeit an diesem Thema hat mir die Augen geöffnet über die Klimapolitik und die Wissenschaft. Es ist traurig, dass die Wissenschaft im Sinne der Politik handeln muss, weil nur Institute gefördert werden, die sich für den Treibhauseffekt aussprechen.“

Soweit die Ausführungen von Maria Ackermann bezüglich ihrer Fachstudie anlässlich ihres Abiturs. Auf die Übernahme des Quellennachweises von M.A. wurde hier verzichtet, da dies bezüglich des Nachweises des Betrugs der Menschen durch bewusste Falschinformationen der relevanten Institutionen kein Additiv sein kann.

Schuldspruch durch Fälschungen der Fakten

Er wurde möglich durch Aktivitäten des IPCC und seiner Zuträger aus den Reihen der sogenannten Wissenschaftler, die bezüglich der Verkündung der „Klimakatastrophe" wissentlich großzügig Fälschungen inszenierten. Da dies zu einem beachtlichen Teil durch die Unterschlagung des Wasserdampfes als wesentlichem Teil der Gesamtmenge der Treibhausgase geschah, machen wir einen Sprung zu den Treibhausgasen.

Jetzt erst schnell mal die grobe Zusammensetzung der sogenannten Treibhausgase:

Wasserdampf zählt zu den Treibhausgasen.
Wasserdampf ist prozentual mit dem höchsten Anteil an den Treibhausgasen beteiligt.

Die anderen Gase, wie CO_2 und weitere Bestandteile spielen anteilmäßig eine absolut untergeordnete Rolle in der Zusammensetzung dieses Gasgemisches.

Die o.a. bewussten „Fälschungen" wurden u.a. folgendermaßen durchgeführt:
Da der Mensch nicht an der Entstehung des Wasserdampfanteils an den Treibhausgasen beteiligt ist, wird Wasserdampf bei der Betrachtung der Schuldfrage am Klima-Gau vom IPPC nicht berücksichtigt. Ihm, dem Menschen hingegen, kann man, zumindest durch die Verbrennung von fossilen Brennstoffen, eine Beteiligung an der Entstehung des CO_2-Gehaltes in der Atmosphäre nachweisen. Also sind für alle weiteren Untersuchungen über mögliche Ursachen der kommenden Katastrophe nur noch zwei Schuldige von Bedeutung: CO_2 und der Mensch.

Bei der gesamten „relevanten“ Klima-Wissenschaft inkl. des IPCC ist es bekannt, dass es Wolken gibt. Diese bestehen, wie ebenfalls bekannt, aus Wasserdampf. Wasser ist dadurch mit 4% in der Atmosphäre vorhanden und absorbiert 88% der Strahlungsenergie. Deswegen gehört Wasserdampf auch zu den Treibhausgasen. Verwechseln Sie nicht Wasser mit Wasserdampf. Wasserdampf ist zum größten Teil in Form der Wolken optisch wahrnehmbar. Obwohl er mit weitem Abstand den größten Anteil an den Treibhausgasen aufweist, wird er bei den Wissenschaftlern des IPCC, wie bereits erwähnt, total unterschlagen, ja nicht einmal erwähnt.

Der Grund ist simpel: Es gibt keine Möglichkeit, die Herkunft der Wolken den Menschen in die Schuhe zu schieben. Beim CO_2 ist das anders. Und der Mensch muss der Schuldige sein, sonst lassen sich die Pläne von UNO und damit vom IPCC nicht realisieren.

Ende des ersten Aktes

Resümee: Alle Bemühungen der obersten Weltklimabehörde gehen dahin, unbedingt den Menschen als Verursacher von zu viel CO_2 in der Atmosphäre zu identifizieren, wie wir bereits zu Anfang dieser Aufzeichnungen feststellten und dies jetzt nochmals wiederholen. Selbst unter Inkaufnahme bewusster Fälschungen, durch Unterschlagung von Fakten. Nur wenn nicht die Natur, sondern der Mensch der Schuldige an einem fiktiven „Anthropogenen Treibhauseffekt“ ist, lassen sich futuristische Pläne dieser Behörde realisieren.

Im ersten Akt wurden Sie mit dem bekannt gemacht, weswegen Sie bereits als „schuldig“ gesprochen eingeordnet wurden. Sie sind ein „Klimakiller“, wie ca. 6,3 Milliarden andere Menschen auch. Dies ist so unerhört, nicht, weil es sich ereignete, sondern deswegen, weil die Masse der Menschheit sich wieder wie in Hameln bewegt, nicht wahr? Immer den Rattenfängern hinterher.

2. Akt

Der Marsch durch die Institutionen bis zum Klimagipfel in Kyoto

Der zweite Akt geht zwangsläufig weit in die Vergangenheit bis in die 50er Jahre der Bundesrepublik zurück. Anders ist es nicht zu erklären, wie es möglich war, dass die wissenschaftlichen Erkenntnisse über eine angeblich vor der Tür stehende „Klimakatastrophe" von den Politikern der Jetztzeit als „gesellschaftlich relevant" bezeichnet wurden und die verschiedenen politischen Richtungen und Strömungen gebündelt werden konnten, bis sich der Marsch nach Kyoto organisierte. Seien Sie also bitte etwas geduldig, wenn wir hier etwas weiter ausholen müssen.
Danke!

Kyoto ist eine alte japanische Kaiser-Stadt, in der 1997 die dritte internationale Klimakonferenz der 189 Vertragsstaaten stattfand, auf der, erstmals protokollarisch fixiert, festgelegt wurde, dass die angeblich schlimmsten Verursacher vom Treihausgas CO_2, nämlich die Menschen, ihren Ausstoß an Klimagasen bis 2012 um wenigstens 5% zu reduzieren haben

Alles auf Erden lässt sich vermarkten. Egal, ob es das Menschenrecht auf Bildung und Ausbildung ist oder eine Klimakatastrophe, ein neues Flugzeug oder ein Filmstar. Sie müssen nur folgendes beachten: Sie müssen einen Markt für Ihr Produkt schaffen und wenn Sie ein politisches Produkt verkaufen wollen, müssen Sie obendrein prüfen, ob es als „gesellschaftlich relevant" angeboten werden kann.

Bei einem Supernamen wie „Klimakatastrophe“ erübrigt sich jegliche Prüfung auf die Fähigkeit zum „Blockbuster“.

Wer waren die Helfer, wann, wie und wo sammelten sich wirklich oder angeblich geängstigte Menschen in Deutschland, um der Verkündung der „Klimakatastrophe“, nachdem sie sich vorher bereits in den Umweltorganisationen gesammelt hatten, einflussreiches Potential zu verschaffen?

Wir werden sehen.

Nachdem DER SPIEGEL im August 1986 sein Ei mit dem bebilderten Bericht über die Klimakatastrophe ausgebrütet hatte, war es klar, dass bestimmte Interessengruppen sich daranmachen würden, zu untersuchen, wie sich diese Katastrophe gewinnbringend entwickeln ließe. Für diese Katastrophengewinnler konnte nichts besseres passieren, als dass diese Meldung ausgerechnet in Deutschland publiziert wurde. Die Deutschen sind besonders ängstlich und risikoscheu. Dieses manifestiert sich in regelmäßigen Befragungen von jungen Menschen, ob sie lieber einen selbständigen Beruf mit Freiheiten, aber mit Risiken, oder einen Beruf, der weitgehend risikofrei, aber mit relativ sicherem Einkommen verbunden ist, wie z.B. eine Beschäftigung im Öffentlichen Dienst, wählen würden. Die Ergebnisse sind eindeutig. Alles Unbekannte, inklusive Reformen, wird abgelehnt. Entsprechend auch Kernenergie, genetisch behandeltes Gemüse oder dergleichen bzw. die Genforschung in Gänze, Magnetschwebebahn usw.

Selbst die Agenda 2010 ist zu risikoreich für Deutschland. Was sich von ihr durchsetzen lässt, wird sich zeigen. Schon in den 50er und 60er Jahren des vergangenen Jahrhunderts

sammelten sich in Deutschland geängstigte Menschenmengen, um gegen das, was sie ängstigte, zu protestieren.
Bereits bevor alle freischaffenden Künstler und Gruppierungen, die wir Ihnen schon auf S. 29 im Prolog vorstellten, aktiv werden konnten und dazu beitrugen, die Klimakatastrophe zu einer solchen zu entwickeln, rotteten sich in Deutschland in der Vergangenheit geängstigte Menschen zu immer größeren Gruppierungen zusammen. Grund, sich zu ängstigen und damit zu protestieren, haben die Deutschen - wie erwähnt - und sie ganz besonders, immer.
Nach den schweren Pannen im vergangenen Jahrhundert mit einem Hitler, zwei Weltkriegen, zwei abzuwetternden Inflationen, somit innerhalb von 25 Jahren zweimal Hab und Gut verloren usw. geht man hierzulande lieber auf Nummer sicher. Hinzu kam: Kein anderes Volk in Europa, dem westlichen System zugeordnet, litt unter dem Druck der unmittelbaren Nachbarschaft von Ostblock mit Eisernem Vorhang und steter atomarer Drohung so stark wie die Bundesrepublik Deutschland. Deswegen auch: Erst mal Vorsicht. Alles Unbekannte ängstigt nur.

Alte Ängste gebären neue

Wegen der Ängstlichkeit der Deutschen insgesamt konnten Parteien, die permanent Angstparolen verbreiten, wie die Umweltorganisationen und hier besonders die Grünen, nirgendwo so viel Zulauf bekommen wie in Deutschland. Grund: Panikmache mit Ozonloch, Waldsterben, Atomstaat, Saurer Regen, Polschmelze usw. kam in Deutschland besonders gut an. Kein anderes Land hat - auf die Gesamtzahl der Einwohner bezogen - eine so starke Partei der Grünen wie Deutschland. Sie sind als Partei mit insgesamt ca. 45.000 Mitgliedern in Deutschland am besten aufgestellt. Sie werden bei kommenden Aktionen, die Menschen als Bösewichte und Verursacher der Klimakatastrophe zu klassifizieren, durchaus gebraucht und werden dabei eine negative Rolle spielen, wie wir noch feststellen werden.
Aus der jüngsten Vergangenheit mit Ängsten von Menschenmassen, besonders in Deutschland, lagen Erfahrungen und Ergebnisse vor, wie die Ängste geschürt werden könnten, um zu Erfolgen für diejenigen zu kommen, die an Massenangst interessiert waren, um ihre Suppen zu kochen. Nennen wir sie mal in diesem Bericht die Klimagewinnler.

Ängste um die Existenz der Erde, der Wohnung der Menschen in einem sonst unbewohnbaren und lebensfeindlichen Universum, sind uralt. Weltuntergangsszenarien sind von Zeit zu Zeit immer mal wieder mit den jeweils innerhalb der betreffenden Zeit zur Verfügung stehenden Mitteln publik gemacht worden.

Die jetzige Situation mit der allgemeinen Verbreitung des neuesten Weltuntergangsszenarios, der Klimakatastrophe, unterscheidet sich jedoch absolut von allen früheren Modellen. Dieses Mal wird nämlich behauptet, dass der Mensch an dem Untergangsszenario entscheidend oder allein, je nach angeblichen Forschungsergebnissen der „Gesellschaftlich relevanten Wissenschaften“, beteiligt sei.

Der Hebel, Angst massenpsychologisch auszunutzen, war nunmehr, unterstützt durch frühere Praktika, zur Zeit des Untergangs des Kölner Doms am 11.August 1986 und der Panikmache des SPIEGEL, längst bekannt und er wird gekonnt genutzt. Sie werden dies alles auf den kommenden Seiten kennen lernen.

Es ist immer erst die Angst vor etwas da. Natürlicherweise oder mit Nachhilfe entstanden. Sobald die Angst angekommen ist, entwickeln sich Forderungen an die Geängstigten durch Ängstigende, was sie, die Geängstigten, selbst wiederum zur Angstbeseitigung beitragen sollen. Die Forderungen der Geängstigten zur Beseitigung des Angstobjektes werden dann, nach Zunahme der Zahl der Geängstigten, mittels Protesten gegen die Lahmheit der entsprechenden Organisationen vorgebracht, die den Angstmacher schnellstmöglich eliminieren sollen. Der Protest organisiert sich dann in Gruppen von selbst weiter, von Stufe zu Stufe.

Ich führe Sie nun in kurzen Absätzen durch die Vergangenheit der Bundesrepublik und erinnere Sie daran, wie die angeblich Geängstigten, in Protestgruppen organisiert, mit Protestmärschen immer mächtiger wurden, bis sie nicht mehr zu übersehen waren.
Dabei ist es nicht einfach, die zu beschreibenden Ereignisse und die daraus resultierenden Entwicklungen als erkennbaren roten Faden, zeitlich geordnet als Menü der Entwicklung der APO, zu servieren. Fassen wir im Inhalt dieses Satzes mal alles, was sich in den Jahrzehnten ab ca. 1950 bis gegen En-

de des vergangenen Jahrhunderts als Protestpotential ent wickelte, als APO zusammen.

Um einen politisch effektiven Marsch zu inszenieren, braucht man am besten gestandene Protestierer, Aufrührer, Umstürzler, Anarchisten usw. Der Gipfel der Tätigkeit solcher Menschen im Nachkriegsdeutschland waren die Morde der „Rote Armee Fraktion“ oder besser bekannt als RAF, die von ihrer Gründung 1970 bis in die frühen 80er Jahre die Republik terrorisierten und das Klima im Staat vergifteten. Die Anhänger der RAF waren nicht wenige. Und ihre Parolen führten zur Bildung neuer Gruppen, die „andere Verhältnisse“ forderten. Meist sind und waren dies Ideologen, sogenannte Weltverbesserer. Wenn sie politisch clever sind, das System der Demagogie beherrschen und viele Menschen rhetorisch überzeugen können, dann kann es nach Zulauf zu solchen Ideen, und wenn sie auch noch so verschroben sind, zum „Marsch durch die Institutionen“ kommen, wie es Dutschke formulierte.

Der Marsch, den wir verfolgen wollen, begann ca. 1956 mit der Wiederbewaffnung Westdeutschlands, die als Folge des Korea-Krieges und der sich ausbreitenden Herrschaft des Kommunismus, der sogenannten Domino-Theorie und der deswegen wiederum ins Leben gerufenen NATO, beschlossen wurde. Es folgte aus der Wiederbewaffnung die „Ohne mich - Bewegung.“ Ein Slogan dieser Bewegung war: „Lieber rot als tot.“
Diese Bewegungen waren in ihrer Größe schon beachtlich und wurden getragen von christlichen Gruppen, der Gewerkschaft und den Sprachrohren von diversen bekannten Intellektuellen.
Mitte bis Ende der 50er Jahre wurde auch durch diese Gruppen der „Kampf dem Atomtod“ verkündet. Er richtete sich

zunächst gezielt gegen die im Frühjahr 1956 bekannt gewordenen Pläne, die Bundeswehr mit Trägern für Atomsprengköpfe, wenngleich auch unter US-Herrschaft, auszurüsten. Durch diese Bewegung wiederum entstanden die Ostermärsche als Protestform gegen solche Atomwaffen. Vorangegangen war folgendes:

Der Eiserne Vorhang fiel vor noch nicht allzu langer Zeit. Wir brauchen nicht zu erwähnen, weshalb er errichtet wurde, noch wozu er angeblich gut war. Die Hauptwaffe zur Erzwingung dieses 40 Jahre existierenden Trennungsmittels zwischen Ost- und Westeuropa durch die Sowjetunion war die permanente atomare Drohung aus dem Ostblock. Sie kulminierte 1978 in der Ausrüstung der Sowjetmacht mit der berüchtigten SS-20 Rakete, mit der nunmehr alle Ziele in Westeuropa, das damals unter dem (auch atomaren) Schutzschild der USA lag, zerstört werden konnten. Helmut Schmidt, damaliger Bundeskanzler, war einer der energischsten Verfechter des sogenannten NATO-Doppelbeschlusses. Sein Inhalt: Wenn Russland nicht bis zu einem vorgegebenen Termin die Verschrottung seiner SS 20 – Raketen beginnen würde, sollte die NATO die sogenannte „Nachrüstung“ beginnen. Diese sah u.a. vor, in Westdeutschland atomar bestückte Raketen und Marschflugkörper zu stationieren.
Udo Leuschner schrieb dazu: „Die NATO-Minister begründeten die geplante "Nachrüstung" mit einem Rüstungsvorsprung des östlichen Lagers, das die Reichweite und Treffsicherheit seiner Mittelstreckenraketen vom Typ SS-20 inzwischen verbessert habe. Als Folge davon könne - so hieß es in gewundener Sprache des Kommuniqués - "...die Glaubwürdigkeit der Abschreckungsstrategie des Bündnisses dadurch in Zweifel gezogen werden, dass die Lücke im Spektrum der dem Bündnis zur Verfügung stehenden nuklearen Reaktio-

nen auf eine Aggression stärker akzentuiert würde". Und weiter:
„Im Klartext: Die europäischen NATO-Mitglieder hegten Zweifel, ob die USA einen sowjetischen Angriff auf Westeuropa mit dem Einsatz atomarer Interkontinentalraketen beantworten und damit die Zerstörung des eigenen Landes durch sowjetische Atomraketen in Kauf nehmen würden. Aus ihrer Sicht funktionierte das "Gleichgewicht des Schreckens", auf dem die offizielle NATO-Strategie der "flexiblen Vergeltung" beruhte, nur noch auf der Ebene der Supermächte, die jeweils die Hand am Drücker von Interkontinentalraketen hatten und sich wechselseitig den Garaus machen konnten. Es funktionierte aber nicht mehr in Europa, solange die Überlegenheit der sowjetischen Mittelstreckenraketen nicht durch eine entsprechende "Nachrüstung" auf westlicher Seite kompensiert werden würde."
Die Opposition gegen die Wiederbewaffnung Westdeutschlands, gegen die Stationierung von US- Atomwaffen auf westdeutschem Boden, gegen den Vietnam-Krieg, gegen die Neutronenbombe, gegen den Nato-Doppelbeschluss und von der Angst gegen die militärische atomare Drohung vorwärtsgetrieben, auch gegen die friedliche Nutzung der Kernenergie, entwickelte sich über die Jahre zu massiven Bewegungen, die auf die Einbindung in eine Gesamtorganisation, eine Partei, zusteuerten. Es bedurfte nur noch aktiver Agenten, die entsprechende Versprechungen laut und deutlich postulierten, um einen Magnetismus in Gang zu setzen.
So entstand über die Friedensbewegungen der 70er und 80er Jahre der Aufstieg der Partei der Grünen. Zu ihren Gründern gehörten Petra Kelly, Carl Amery und Beuys. Die plakatierte Substanz und der Magnet des Parteiprogramms wurde der Umweltschutz.

Der Umweltschutz entsteht

Unter dem Deckmantel Umweltschutz versammelte sich viel, was mit Umweltschutz nicht immer auch was zu tun hatte. Die Partei der Grünen wurde das Sammelbecken für die Adepten der frühen APO und die Mitglieder kleinerer linker Splitterparteien und Vereine, aber auch für Menschen, die einen Missbrauch der Ressourcen der Erde, oft zu Recht, befürchteten und echte Kämpfer für den ohne Zweifel notwendigen Umweltschutz sein wollten.

Neue Unruheherde

Die Opposition gegen Ängste verursachende Entwicklungen in der Bundesrepublik nahm zu. Sie verstärkte sich durch Zulauf neuer Marschierer zu Zeiten der Studentenunruhen bis hin nach 1968.

Ende der 60er Jahre kam es zu Studentenunruhen. Es bildete sich die sogenannten APO – „Außerparlamentarische Opposition“ - im Zuge der sogenannten Notstandsgesetzgebung der ersten Großen Koalition unter Kiesinger. Anschließend heizte der Vietnam-Krieg diese Bewegung an. Die USA hatten, wie bekannt, zu Gunsten Südvietnams in den Krieg eingegriffen und er eskalierte in einer Art, dass die überwiegend studentischen Unruhen, ausgehend von der Universität Berkeley in Kalifornien, auch nach Deutschland überschwappten. Die bekannt gewordenen Gräuel des Vietnam-Krieges, die veröffentlicht wurden und rund um die Welt gingen, brachten eine weltumspannende Antikriegsbewegung in Gang.

Horkheimers Gedanken über den Autoritären Staat prägten zudem zu dieser Zeit stark die Konzepte der „Antiautoritären Bewegung“. Bloch, Marcuse und Adorno stärkten mit ihren Philosophien die Unruhe unter den Studenten, die größtenteils überhaupt keine Ahnung hatten, worum es ging und wogegen sie protestierten.

Das ließ sich in den Berliner Studentenkneipen und auch in den Hochschulen bei Diskussionen zum Thema direkt immer wieder feststellen. Die jungen Leute wussten weder genau, wo Vietnam lag, noch, dass dieser Staat bis vor kurzem zu Cochin-China gehörte, das in praxi Teil der ostasiatischen französischen Kolonien gewesen war, noch wussten sie den Namen der Hauptstadt oder wie viele Menschen überhaupt in Vietnam lebten, geschweige denn, wann die Franzosen dort abmarschieren mussten. Die große Masse dieser jungen Leute waren Mitläufer, wie immer, wenn es darum geht, dabei zu sein, wenn irgendwo „was los ist“.

Häuserbesetzer

Nicht lange darauf kam die Bewegung der Häuserbesetzer in Mode. In den Großstädten wurde dagegen protestiert, dass Häuser, die abgerissen oder in Stand gesetzt werden sollten, nicht bewohnt waren.

Ich kam eines Tages, es waren diese Jahre der Hausbesetzeraktivitäten, aus den USA zurück und landete in Düsseldorf. Dort wollte ich mich mit einem Bekannten treffen, der in einem normalen 3-geschossigen Haus zur Miete wohnte.

Mit dem Auto war wegen Menschenauflaufs um Häuserbesetzungen kein Weiterkommen. So stieg ich aus und ging zu Fuß bis zu der Wohnung, in der ich eine Verabredung hatte. Ich wartete vor der Haustür. Als mein Freund mit seiner Ledertasche unter dem Arm von der Arbeit nach Hause kam, fragte ich selbstverständlich: „Was ist denn los hier?" Ich hörte: „Die Häuserbesetzer sind da." Meine Replik daraufhin: „Lass uns da mal hingehen." So marschierten wir kurze Zeit später zu den Häusern, die als Ort der Tat zu besichtigen waren. Ich suchte das Gespräch mit den jungen Leuten. Es entspann sich ungefähr folgender Dialog:
„Mahlzeit, die Herren. Was macht ihr denn eigentlich hier?"
„Häuser besetzen, siehste das denn nich?"
„Ihr seid doch aber nicht von hier. Wo kommt ihr denn her?"
„Ich und zwei Freunde, wir sind aus Kiel."
„Und die anderen?"
„Von überall."
„Und wie kommt ihr hier her?"
„Na, wie schon? Mit Bussen natürlich."
„Wer bezahlt das denn?"
„Die Gruppe."
„Wer ist denn die Gruppe?"

„Keine Ahnung. Soll im Osten sitzen. Zum Wochenende sind wir in Freiburg. Gott sei Dank. Hier ist es öde."
„Wie lange seid ihr denn unterwegs?"
„Meistens so 10 Tage. Wir waren gerade in Berlin. Da war wenigstens was los."
Usw.
Auch die Häuserbesetzer hatten fast alle keine Ahnung, weswegen und wofür sie gebraucht wurden. Hier galt wie meistens: Dabeisein ist alles!!

Atomkraft – nein danke!

(Aus Wikipedia)

Am 01.03.1969 wurde das erste Kernkraftwerk Deutschlands in Obrigheim in Dienst gestellt. Andere Atomkraftwerke waren geplant und folgten. Es entstand zu dieser Zeit die Antiatomkraftbewegung. Die Anti-AKW-Bewegung oder auch Anti-Atom-Bewegung ist eine internationale Bürgerbewegung und gehört als solche zu den neuen sozialen Bewegungen des 20. Jahrhunderts.
Sie thematisiert die Gefahren, die ihrer Meinung nach nicht nur von der militärischen, sondern auch von der friedlichen Nutzung der Kernenergie oder Atomkraft zur Energieerzeugung in Kraftwerken ausgeht. Der Slogan dieser Bewegung lautete: „Atomkraft - nein danke."
Die Anti-Atomkraft-Bewegung wurde in den 1970ern bis Mitte der 1980er Jahre zur stärksten Bürgerrechtsbewegung in der Bundesrepublik Deutschland. Einer ihrer bekanntesten Fürsprecher und größten Aktivisten war Robert Jungk, der auch das Buch „Der Atomstaat" schrieb.

Die Anti-Atom-Bewegung war eine massive Bewegung, die beachtlichen Zulauf von bereits existenten Protestgruppen erhielt. Sie ist bis heute aktiv. Die Organisation wurde folgendermaßen durchgeführt und hat bis heute Bestand:
In der Anti-Atomkraft-Bewegung organisierten sich fast immer unabhängige Gruppen, die sich gegen Atomprogramme einsetzten. Diese Gruppen sind streng basisdemokratisch organisiert. Die Bewegung hat keinen organisatorischen Überbau. Grundsatzentscheidungen und gemeinsame Aktionen wie Castorblockaden werden auf den regelmäßigen bundesweiten Anti-Atom-Konferenzen diskutiert und beschlossen. Hierzu entsenden die Basisgruppen Delegierte. Entscheidungen werden grundsätzlich im Konsens getroffen. Anti-Atomkraft-Gruppen sind oftmals auch anderweitig politisch organisiert, wie bei den Grünen.
Eine Trennung zwischen der ökologischen Diskussion und einer grundsätzlichen linken, basisdemokratischen oder anarchistischen Haltung findet dabei meistens nicht statt. Hier liegt eines der Probleme der Bewegung, die es damit oft nicht schafft, ihre ökologischen Ideen einer eher konservativ eingestellten politischen Klientel näher zu bringen. Man sieht also, dass es sich hier um eine ganz gut organisierte Oppositionsorganisation handelt. Solche Gruppen schließen sich heute gegen die „Klimakatastrophe" zusammen.
Ein Teil der Atomkraftgegner akzeptiert die strafbare Sachbeschädigung (z. B. an Bahnanlagen oder Castor-Transportstraßen) und sieht sie nicht als Gewalt an, solange dadurch keine Menschen gefährdet werden.

Die Anti-Atomkraft-Bewegung ging im Laufe der Jahre in die Organisationen der Umweltschützer ein. Sie entwickelte sich bald zu einer Massenbewegung. Sie bildete weiter die Basis für die Gründung der Partei der Grünen. Diese wiederum gingen insgesamt aus der Friedens- und Ökologie-

bewegung hervor. Sie wurde 1979/80 von Petra Kelly, Joseph Beuys, Carl Amery und anderen gegründet.
Um der neuen Partei der Grünen die notwendige Attraktivität zu verleihen, wurde, logischerweise, das alte bewährte Mittel des Schürens der Angst wiederbelebt, aber parallel dazu auch das Rezept erdacht und ausgebreitet, wie man den Popanz, der Angst verursacht, zähmen konnte. **Der Umweltschutz war das Programm dazu. Der Popanz, der benötigt wurde, bot sich in Form der friedlichen Kernenergienutzung an.**

Es war bekannt, dass keine 2% der Deutschen wussten, was in einem Atomkraftwerk passiert. Andererseits genügte das Erwähnen des Wortes Atom um Angst zu erzeugen.

Erläuterungen zum Kern des 2. Aktes

Der Inhalt dieses Buchs beschreibt unordentliche Verhältnisse, wie Lüge und Betrug.
Deswegen hat die Regie des hier zu beschreibenden Krimis, eines Dramas, beschlossen, mitten in der Handlung den Versuch zu unternehmen, den Leser von folgendem zu überzeugen: Die von der UNO verkündete Klimakatastrophe kann nur in dem beabsichtigten Tempo rund um die Erde verbreitet und die Vorschläge zur Minimierung dieser Katastrophe, natürlich von der UNO ausgehend, akzeptiert werden, wenn Menschenmassen mobilisiert werden. Wie diese Massen in Deutschland durch andere Ereignisse bereits aktiviert und organisiert wurden, beschreibt der 2. Akt, in dem wir uns bereits befinden.
Dabei geht es um folgendes:

Rückblende:

Die oberste Organisation der Menschen, also die UNO, stellt eine Hypothese auf. Diese besagt, dass in 13 Jahren, also ab 2020, die Klimakatastrophe beginnt. Die gesamte Menschheit soll über existierende oder noch zu schaffende Organisationen von der Richtigkeit dieser Hypothese überzeugt werden.
Bis hierher ist dieser Vorgang einmalig und deshalb auch unnormal.

Der Behauptung der UNO, bzw. ihres Ablegers, dem IPCC, dass der Mensch an dieser kommenden Katastrophe Schuld habe, setzen wir entgegen:

1. Dass keine Klimakatastrophe in Sicht ist,

2. dass die Behauptungen über die Schuld des Menschen an der Klimakatastrophe wissentlich unwahr sind,

3. dass die veröffentlichten angeblichen Fakten, die einen „Anthropogenen Treibhauseffekt" verursachten, unwahr und gefälscht wurden und

4. dass es unwahrscheinlich ist, dass eine solche weltweite Aktion, unter bewusster Verwendung von gefälschtem Beweismaterial, keinen kommerziellen Hintergrund hat.

Diese 4 Punkte sind im weiteren Verlauf des Buchinhaltes zu beweisen

Der Kugelhaufenreaktor oder Hochtemperaturreaktor (HTR)

Der HTR wurde in den 50er Jahren von Prof. Rudolf Schulten in Deutschland entwickelt. Es braucht hier nicht beschrieben zu werden, wie dieser möglicherweise sicherste Reaktortyp arbeitet.
Anfang 1984 las ich eines Tages in der Bielefelder Tageszeitung, dass der technische Betriebsleiter des HTR, der in Hamm-Uentrop errichtet wurde, im Haus des Handwerks in Bielefeld einen Vortrag zu diesem außerordentlich sicheren Reaktortyp halten würde. Ich sagte meiner Frau: „Da gehen wir hin. Das wird hochinteressant. Bemühe dich bitte rechtzeitig um Eintrittskarten, damit wir Platz bekommen, denn die Veranstaltung wird kurzfristig ausgebucht sein."
Wir waren am Vortragsabend rechtzeitig da, und ich stellte zu meiner großen Überraschung fest, dass nur 17 Leute als Zuhörer gekommen waren. Das konnte doch nicht sein. Ich war fassungslos.
Und das bei jahrelangen Aufständen mit „Atomkraft – nein danke".
Von den Teilnehmern an dem Vortrag waren einige vermutlich aus der DDR, die hinter uns saßen und dauernd tuschelten und alles aufschrieben, was sie hörten.

Fazit:
Das Interesse der Bürger an Informationen über die Technologie deutscher Kernkraftwerke war nie besonders groß, oder anders ausgedrückt: Der Bürger war desinteressiert an dieser neuen Technologie. Möglicherweise war oder ist der Bildungsgrad des modernen Massenmenschen auch nicht geeignet dafür, Interesse an Fragen zu entwickeln, die über Arbeit, Essen + Trinken und Fernsehen hinausgehen.

Jetzt stellte sich aber die Frage:
Wer waren dann aber die Zigtausende, die in Brockdorf, in Jülich, Whyl am Rhein, Gorleben, gegen Castor-Transporte usw. jahrelang protestierten?
Antwort: Reaktivierte ehemalige APO-Mitglieder, Mitglieder kleiner linker Splitterparteien, Grüne, ihre Mitläufer usw.
Mit Atom verband sich Hiroshima und das jahrzehntelange Leben in Deutschland unter ständiger militärischer atomarer Drohung durch den Ostblock. Beides, Schüren der Angst und Offerte für Eindämmung oder gar Vernichtung des Objekts, das Angst verursacht, war das neue Parteiprogramm. Ein Parteiprogramm ist immer bipolar. Eine Seite für den Hausgebrauch, die andere für die Öffentlichkeit.
Für die Hausarbeit - Einsammeln möglichst vieler Parteimitglieder - wurden markante und griffige Schlagworte produziert und in Umlauf gebracht. Z.B. wurde der von Robert Jungk erfundene „Atomstaat“ weiterentwickelt, die „Plutoniumwirtschaft“ erfunden und es fuhren Millionen von Autos durch Deutschland und die Nachbarländer mit ihren berühmten Aufklebern „Atomkraft – nein danke!“

So kamen viele Bürger zur Überzeugung, dass bei weiterer Entwicklung und Nutzung der Kernenergie in einigen Jahren an jeder dritten Straßenkreuzung ein strahlender Müllhaufen liegen würde, der wiederum mit Millionen von Krebskranken bezahlt werden müsse.
Die Bewegung der Grünen hat sehr schnell erkannt, dass die Angst unter der Bevölkerung vor der atomaren Bedrohung aus dem Osten sich trefflich dazu nutzen ließ, um die Angst vor der militärischen Bedrohung „des Atoms“ mit dem Schüren der Angst vor der friedlichen Nutzung der Atomenergie zu kombinieren. Unterstützt wurde dieses Bestreben durch die bekannte Tatsache, dass bis heute 97% der Bevölkerung keine Ahnung haben, was im einem Atomkraftwerk (ich er-

wähnte dies schon) vonstatten geht. Jeder Mensch in Deutschland weiß, was passiert, wenn Holz oder Kohle verbrennt. Was in einem Kernkraftwerk passiert, weiß niemand.

Es wäre Aufgabe der betreffenden Regierungen gewesen, die Bevölkerung vor Installierung der ersten Atomkraftwerke und Nutzung dieser zur Stromproduktion darüber zu informieren, was genau in einem Atomreaktor passiert und wie die für das Leben notwendige Energie, der elektrische Strom, durch technische Nutzung eines natürlichen Vorganges auf der Erde und im Universum gewonnen wird, unter Hinweis und Erklärung darauf, dass die Nutzung dieser Energie nicht ohne Risiken ist, genau so, wie der Kohleabbau tief unter Tage oder die Herstellung von Kunstdünger ebenfalls nicht ohne Risiken ist.

Alles, was sich seit Geburt der APO, in der „Außerparlamentarischen Opposition“ der 60er und 70er Jahre, aus den unterschiedlichsten politischen Gruppierungen zusammengefunden hatte, fand nunmehr eine neue Heimat, ein neues gemeinsames Ziel und Betätigungsfeld.

Die Grünen verfolgten lt. Programm eine ähnliche Politik wie Greenpeace. Diese hingegen ist eine internationale, unabhängige Organisation. Ihr dokumentiertes Ziel ist kreativ und gewaltfrei auf weltweite Umweltprobleme hinzuweisen und zu versuchen, Lösungen durchzusetzen.

Auswirkungen der SPIEGEL-Attacke auf den Kölner Dom

Von dem Tage an, da der SPIEGEL im August 1986 den Kölner Dom sowie die gesamte Millionenstadt Köln und Umgebung bis auf die Spitzen des Doms im Nordseewasser untergehen ließ, waren alle Organisationen, die irgendetwas mit „Umwelt" am Hut hatten, elektrisiert. Sie wissen: Ein Bild in Zeitung oder TV, das heftiges Unbehagen oder sogar Panik erzeugt, ist x-mal effektiver als ein verbal lancierter Bericht. Er mag noch so elegant und verständlich vorgetragen sein. Solch ein Vortrag wird über kurz oder lang vergessen. Das schauerliche Bild hingegen überlebt als Engramm im Gehirn; oft für Jahre. Die journalistische Glanzleistung des SPIEGEL wurde von einem Text begleitet, der dazu angetan war, die Welt zu ängstigen und demzufolge zu elektrisieren und auf die nahende Katastrophe hinzuweisen und auch vorzubereiten

Zusammenfassung

Nachdem sich nun in jahrelang andauernden Kämpfen mit Protesten und Aufmärschen die verschiedensten Kleinstparteien und Vereine zu immer größeren Aggregaten zusammenschlossen, und nachdem die daraus wiederum entstandene Umweltbewegung ihren allgemeinen Leithund in der Partei der Grünen gefunden hatte und nachdem diese nun auch ihre Standfestigkeit in Regierungsbeteiligungen auf Landes- und Bundesebene bewiesen hatte, war es prognostizierbar, dass diese Partei ganz besonderes Interesse an der Verbreitung der Parole über die Klimakatastrophe erkennen lassen würde.

Damit war der Weg offen, das komplette Klima-Thema von Staats wegen als „gesellschaftlich relevant" einzuordnen. Darüber hinaus wurde das Gesamtthema Klima mehr und mehr internationalisiert, womit es selbstverständlich auch bei der EU und bei der UNO landete. Diese nahm das Klima seit 1988 mit ihrer Organisation IPPC unter ihre Fittiche und traf künftig „relevante“ Entscheidungen. Hauptaufgabe des IPPC: **Darstellung des aktuellen Wissensstandes zu den unterschiedlichen Aspekten der Klimaproblematik.**

Von nun an ging es bergauf. Die Vorbereitungen für das ganz große Geschäft konnten eingeleitet werden. Nachdem die UNO, die oberste Welt-Instanz, mobilisiert worden war, konnte sich sozusagen die ganze Welt dem Kampf gegen die Klimakatastrophe anschließen. Wo gekämpft wird, da gibt es Gewinner und Verlierer. Erstere würden wohl in der Nähe des Großkapitals zu finden sein, wo dann auch wahrscheinlich der „spiritus rector“ der angekündigten Klimakatastrophe sein Domizil bzw. seine Herkunft haben würde.

Die USA im Wettlauf um die Geschäfte mit der Klimakatastrophe

Ende der 70-er Jahre war ich als geschäftsführender Gesellschafter einer Deutsch-Schweizer Unternehmensgruppe außerordentlich viel unterwegs. Vorwiegend zur Lösung geschäftlicher Probleme innerhalb der EWG-Staaten und der EFTA-Länder, wie auch in Fern-Ost.

Rückblende:
Am 3. Mai 1945 endete für mich der Krieg mittags um 11:47 Uhr, als die breiten Tatzen meiner FW 190D9 den Boden des Feldflugplatzes in Flensburg-Weiche berührten. 40 Minuten vorher waren wir gestartet. Von 11 gestarteten Flugzeugen kamen 2 zurück. Der Rest war abgeschossen worden. Der Chef empfing uns mit der Nachricht, dass keine Verbindung mehr zur höheren Kommandostelle bestehe, dass der Führer (Adolf Hitler) in Berlin gefallen sei, und, dass der Krieg für uns aus sei. Kutti und ich, wir hatten überlebt. Wir hielten uns in den Armen und schworen, dass wir ein neues Deutschland, ein freies Land, mit aufbauen wollten.

Fünfunddreißig (35) Jahre später:
Alle Träume, Schwüre und Anstrengungen vieler junger Menschen, die noch einmal davon gekommen waren, und die in Hoffnung auf Freiheit und ein noch unbekanntes liberales Leben die Pein der Gefangenschaft überstanden hatten, versandeten von Jahr zu Jahr mehr.
Die permanent zu beobachtende laufende Überwachung und Bevormundung des sogenannten freien Unternehmertums durch den Staat war in vollem Gange, wie sich überhaupt der gesamte deutsche Gesetzesapparat unaufhörlich und anscheinend unkontrollierbar ausdehnte und Parteien- und

Beamtendiktatur in der Lage waren, den Menschen im Lande mit jedem neuen Gesetz einen weiteren Teil ihrer Freiheit zu entziehen. Stückchen für Stückchen.
Ich hatte intensive geschäftliche, wie auch verwandtschaftliche Beziehungen zu den USA. Schon lange war die Frage in meinem Inneren virulent: Was tust du dir hier an? Warum gehst du nicht in die Staaten, wo du viel freier arbeiten kannst und deine Begabungen in Richtungen entwickeln kannst, wie du es einst erträumtest?
So verkaufte ich meine unternehmerischen Beteiligungen in Deutschland, suchte mir am Golf von Mexiko, auf Longboat Key, ein passables Grundstück mit kleinem Haus und Bootsverbindung zur Sarasota Bay und zum Golf, und kehrte dorthin, wo ich her kam: Zur Natur. Aufs Land. Ich wurde Bauer.
Die Arbeit wurde von ca. 20.000 Orangenbäumen geliefert, die zu einer etwas vernachlässigten Plantage in Hardey County gehörten. Mein unruhiges Erbteil gab aber keine Ruhe und immer nur Orangen hätscheln und pflegen und Club-Leben waren auf Dauer zu wenig. So suchte ich parallel mehr Kontakt zu technischer Entwicklung und Industrie. Ich fand eine entsprechende Beschäftigung und landete dadurch für Jahre in der Air Condition Industry.
Als CEO eines mit der Produktion von Klimageräten beschäftigten Betriebes sorgte ich dafür, dass unser finanziell interessantestes Hauptprodukt, das ECP (environmental control package), publik wurde. Wenn man in irgendeiner Form aktiv mit oder am Umweltschutz involviert ist, bleibt es nicht aus, dass einen die „day-to-day operation“ wie auch die direkten Kontakte zu Berufsverbänden und –organisationen mit ähnlich oder gleichgesinnten Menschen des „berufsbezogenen“ Personenkreises zusammenbringen.
So lernte ich ähnliche oder auch andere Ansichten über mögliche weltweite Auswirkungen der Wühlarbeiten der

Menschen, die Oberfläche der Erde betreffend, kennen, und musste mich mit ihnen auseinander setzen. Für mich waren die damit verbundenen Aufgaben, die mir die Arbeit für meine Firma lieferten, vom sachlich-fachlichen her betrachtet, nichts Neues. Hatte ich doch, genau genommen, über Jahre u.a. Meteorologie studiert und mich, auch zum Überleben, mit ihren Merkwürdigkeiten und Imponderabilien beschäftigen und auseinander setzen müssen.
So spielte sich Umwelt, die letztendlich immer durch jegliche Wetter- und damit Klimageschehen gesteuert wird, für mich - wie ich es seit meiner frühesten Jugendzeit als Segelflieger kennen lernte und wie es mir damals durch Ausbilder und Lehrer übermittelt wurde - noch immer so ab wie damals. Ich brauchte nichts hinzuzulernen und keine Änderungen an meinem fundierten Wissensstand, die Wetterkunde betreffend, vorzunehmen.
Speziell nicht durch moderne opportunistische wirtschaftspolitische Strömungen, und damit Erkenntnisse des „Zeitgeistes", der wie immer auf der Jagd nach „Geschäften" und „Streben nach Gewinn" unterwegs ist.
Dieses machte sich z.B. von Ende der 60er bis Ende der 70er Jahre dadurch bemerkbar, dass sogenannte Wissenschaftler damals eine heraufdämmernde Eiszeit postulierten. Dies ist aber heute längst durch die schnell vergessliche, auf Hunger und Jagd nach neuen und aufregenderen Ereignissen in den Medien wühlende moderne Gesellschaft nicht mehr in Erinnerung. Die Bemühungen der Medien von damals noch an einer gewissen Wahrhaftigkeit der Berichterstattung festzuhalten, war unverkennbar. Entsprechend mager war das Echo auf die verkündete nahende Eiszeit. Man lernte aber aus den damals zu dünn und zu dürftig ausgefallenen Informationen für „die Masse" und beschloss spätere und für das Starten von Geschäften notwendige „Aufmacher" aufzurüsten und sie mit entsprechenden „Schockern" zu

versehen. Damals war noch ein Rest von „Genanz“ in der Berichterstattung der Medien wahrnehmbar. Dies mag dazu beigetragen haben, dass die „Eiszeitberichte“ der 70er kein „Hit“ wurden. So versandete die Eiszeit logischerweise dann auch bald, was wiederum den selben „Forschern“ aus der Eiszeit nunmehr Zeit zur unauffälligen Anpassung an effektivere „neu entdeckte Verhältnisse in der Natur“ gab. Sie konvertierten peu á peu von kalt in Richtung Erwärmung der Erde. All jenen, die am 11. August 1986 Titelbild und Bericht des „SPIEGEL“ über die anstehende globale „Klimakatastrophe“ willkommen hießen, war von diesem Tage an klar, dass der Start des Schnellzuges in Richtung Angst und Panik, nunmehr unter Zuhilfenahme einer angeblichen „Überwärmung der Erde“ gestartet war, und dass man auf den Zug aufspringen müsse. Details wurden in diesem Buch bereits im Kapitel „Die Geburt einer genialen Idee“ geliefert.

Kissimee, Anfang September 1986:
Ich bat meine Sekretärin, eine Telefonverbindung nach Hamburg herzustellen, um Rudolf Augstein zu suchen. Endlich hatte ich ihn an der Strippe und fragte ohne große Einleitung:
„Was hast Du Dir denn dabei gedacht?“
„Wobei gedacht?“
„Na beim Ersäufen des Kölner Doms.“
„Aufwecken, munter machen.“
„Und Angst machen“ antwortete ich.
„Ohne Angst der Massen gibt es keine Bewegung der Massen.“
Ich antwortete:
„Deine Aktion wird Folgen haben.“
Augstein:
„Hoffentlich. Wenn Du was für mich hast, ruf durch.“

So weit, so gut.

Miami / FL, National Hurricane Center, Ende September 1986
Das Telefon klingelt in der Rezeption des Instituts:

„Hurricane Center, public relations.“
„Good morning. Is Dane available?”
“Yes, Sir. May I ask who is calling?”
“ My name is Harry Bachmann.”
“One moment please, Sir.”
“Good morning Harry. How are you?”
“I’m fine. And how about you?”
“Excellent. What a pleasure to hear your voice. Where are you?”
“Nicht zu weit von Dir. In Key West. Gibt es Depressionen auf dem Atlantik mit Richtung Keys für die nächsten 5 Tage?“
„Nothing to care. Was hast Du vor, Harry?”
„Ein kleines racing nach Key Largo. 5 Yachten.“
„Kenne ich jemanden von den Crews?“
„Und ob. Deine Cousine Eve, Wilhelm I, Glenn, Micky und andere, die ich nicht kenne.
Eve macht den Funk.“
„Wer macht die Navigation?“
„Wetter und Navigation mache ich. Dafür bin ich vom Borddienst suspendiert. Mit Ausnahme der Küche natürlich.“
„Hast Du Deinen uralten Sextanten wieder mit?“
„Klaro! Feier ist im Pilot House auf Key Largo.“
„Harry, ihr werdet kräftigen NO haben. Das ergibt eine Distanz von ca. 200 nautischen Meilen mit den Schlägen auf den Atlantik hinaus.“

Der Törn wurde gesplittet mit Übernachtung in Marathon und Ankunft in Key Largo Harbor am Samstag, nachmittags.
Key Largo / FL, Pilot House, Samstag Abend:.
Von den 30 Sportlern, welche die Regatta von Key West nach Key Largo mitmachten, waren zur Siegerehrung 28 anwesend. Alle sind Club-Mitglieder. Alle haben mindestens den BR-Schein oder adäquate Ausbildung. Alle haben Wetterkunde-Ausbildung. Alle kennen Wetterturbulenzen und Stürme.
Im Pilot-House geht´s zum Wochenende immer lustig zu. Das Durchschnittsalter der jungen Leute liegt bei ca. 35 Jahren. Alle sind beruflich etwas und fast alle haben Positionen in Gesellschaft und Politik inne Die Eltern dieser Jungen haben Einfluss im Land. Ich bin der Älteste. So auch heute wieder. Mein Entrée im Club wurde nur dadurch möglich, dass ich jahrelanges Mitglied im „Deutschen Hochseesportverband" gewesen bin, BR auf Elba machte und eine Vollausbildung in Astronomischer Navigation vorweisen konnte. Nun wird lustig gefeiert. Sowohl eine gute Ankunft, als auch Sieger, als auch ein Geburtstagskind. Getrunken wird Bier oder auch einer oder – wahrscheinlich – mehrere der „Tropical Drinks", die der Mixer vom Pilot House „unverwässert" liefert. Andernfalls gibt´s Ärger.
Ich bevorzuge den „Yellow Bird" oder auch einen „Frozen Rum Runner".

Hier die recipes:
YB: Vodka, Galliano, Banana Liqueur, Orange and Pineapple Juice.
FRR: Rum, Blackberry Brandy, Banana Liqueur, Lemon Lime and a Float of Meyers Rum

An solchen Zusammenkünften unterschiedlichster Art herrscht meistens ein buntes und lautes Geschnatter. Ich hörte aus einer Ecke Wortfetzen wie „Climate Change“ und „Temperature Increase“ usw. Aber ab und zu geschieht es dann auch, dass ohne Kommando plötzlich alles still ist. Als ob alle ihren Satz, ihren Vortrag, wie auf Verabredung eingestellt hätten. So auch jetzt. Und dann passierte es. Jeder hörte es. **Laut und deutlich formulierte jemand die provokante Frage:**

“Why don´t we convert the `climate change´ in a `business attraction´?”
Weshalb verändern wir die Klimaänderung nicht in eine Werbe-Zugnummer?

Derjenige, der diese Frage stellte war Manager einer der größten Werbeagenturen der USA. Vermutlich wusste er, wovon er sprach. Es entspann sich in der Ecke, wo der Werbemensch saß, eine laute und heftige Diskussion, der ich nicht folgte, weil sie (noch) nicht zu meinem Interessenbereich gehörte. Jedenfalls wurde mir anschließend übermittelt, dass es um den Artikel im SPIEGEL vom 11.08.1986 ging. Es ging um den „Spy-iegel“, wie er auch genannt wurde. Einer hatte den gesamten Bericht mit, und die Aufmachung „dieser Bombe“ von vor 2 Wochen wurde sehr wohl und auch ausführlich in den USA, medial und auch privat, diskutiert. Ich hörte von Eve, dass allgemeine Anerkennung über den bildlich dargestellten Artikel geäußert worden sei.
Sie sagte, man wolle die „Sache verfolgen“. Es gab an diesem Abend keine hitzige Diskussionen über das Für und Wider der postulierten Klimakatastrophe, die im übrigen in den USA, rekapitulierend, nicht als Katastrophe akzeptiert wurde. Man begnügte sich in den Medien und im Lande dort jetzt, und in Zukunft, mit dem sachlichen und auch richtige-

ren Ausdruck des „Climate Change." Nichts Besonderes ereignete sich also hier im Pilot House in Key Largo an diesem Abend.

Aber: Hier wurden Samenkörner gelegt, hier passierte etwas, von dem ich annahm, dass es später großen Einfluss auf die Politik der USA, dem Ausschluss der UNO aus dem Thema Klima und der Installation einer neuen, der UNO angehängten Behörde, dem IPCC haben würde, denn hier waren Aktivisten und auch Kinder von Eltern des US-Geld-Adels am Werk.

Washington DC, Oktober 1986
27 Persönlichkeiten aus Wirtschaft und Politik (ohne Anwesenheit von Umwelt-Wissenschaftlern) treffen sich, um innerhalb des Umweltprogramms UNEP, das zur UNO gehört, die sich ausdehnenden Querfragen zum Erdklima zu diskutieren. Es wird festgestellt, dass Behauptungen – für und wider – einer möglichen Klimaänderung an Volumen gewinnen. Verschiedene Teilnehmer wiesen darauf hin, dass erweiterte Diskussionen des anstehenden Themas weder bei der UNEP noch direkt der UNO zur Diskussion vorgestellt werden sollen. Drei Gründe wurden genannt:

1. Was bei der UNO ist, versandet. Es könne vergessen werden, da es sich mit „Überweisung" an die UNO nicht weiter entwickelt. Jemand erläuterte dazu: Problem der Vereinten Nationen sind nach wie vor die äußerst unbedeutenden Kompetenzen der Organisation. Der Versuch der Vereinten Nationen, möglichst alle Staaten unter einem Hut zu versammeln, gelang ja auch nur deshalb, weil die Charta der UNO eine Gummi-Charta sei, wie z.B. die Akzeptanz praktisch aller Länder und aller kulturellen Überzeugungen und politischen Ideologien.

Selbst, wenn diese absolut konträre Ziele zur Vorgabe der UNO verfolgten.

2. Wenn Klimaprobleme die USA zu Aktivitäten animieren müssten, dann kann dies nur innerhalb eines nationalen Programms geschehen. Es gehe nicht an, dass sich ausländische Mächte in die Innenpolitik der USA einmischten. Über das Klima ein Entrée in die Innen- und Wirtschaftspolitik der USA zu erlangen, müsse von Anfang an unterbunden werden.
3. Werbeaktionen jeglicher Art bezüglich pro und contra einer möglichen Klimaänderungen von Seiten der Industrie sind absolut überflüssig. Wahrscheinlich wird das Thema als solches internationalisiert, und es steht damit - aus den Lehren der Vergangenheit abzuleiten - fest, dass die partizipierenden Regierungen das Thema an sich reißen werden, um nationale emsige Aktivitäten vorzutäuschen und zu entwickeln, um wiederum von den jeweiligen Primär-Problemen des jeweiligen Landes abzulenken.

Meine Ansicht dazu:
Mittels Angst werden sie dann die Notwendigkeit der Einführung neuer Gesetze befehlen, wie wir dies in unserem Land und auch in der Nachbarschaft immer wieder beobachten können.

Es wurde an diesem Nachmittag beschlossen, zwei Ausschüsse zu bilden, die unabhängig voneinander untersuchen sollten, ob eine neue Organisation, deren Tätigkeit nur klimabezogen sein dürfe, der UNO als „appendix“ beigeordnet werden könne.

New York, März 1987
Dreizehn “Entscheider” aus Wirtschaft und Politik kommen in 2-tägiger Verhandlung zu dem Ergebnis, dass alle Klimafragen, die USA betreffend, wegen der wirtschaftspolitischen Brisanz nicht mehr den UNO-Behörden unterstehen sollen, sondern in einem neuen „Branch“ (Zweig – Ableger) der UNO, der absolut unter US-Kontrolle stehen muss, installiert werden sollen. Die Geburt des späteren IPCC (Intergovernmental Panel on Climate Change) ist somit beschlossen. Der Name noch nicht. Das Panel nimmt 1988 seine Arbeit auf. Weitsichtige Beobachter und Informierte der Installation und Entwicklung des IPCC lernten früh:

1. **Die Ergebnisse der Klimaforscher sollten nicht nur zutreffend sein, was dadurch gewährleistet sein würde, dass das IPCC selbst bestimmt, was die Ergebnisse beinhalten und wie sie zustande kommen sollen und Opposition nicht berücksichtigt werden muss.**
2. **Die Ergebnisse der Klimaforscher müssen auch konsensfähig sein. Sonst können sie später nicht die nationalen Gremien passieren. Die Berater werden nämlich letztendlich mit den Beratenen identisch sein.**

New York, Spätsommer 1987
In einem bekannten Hotel des Zentrums der Neuen Welt findet eine Zusammenkunft von ca. 30 „Giganten“ aus Wirtschaft und Politik der USA statt. Man kennt sich. Da ist Ford vertreten, General Electric, Boeing, die Weltbank, Westinghouse, die IDA hat einen Vertreter geschickt, Chase Manhattan ist da, usw. Hier soll aber kein neuer Salat kreiert werden, wie vor langen, langen Jahren, als die aus Deutschland eingewanderten Ur-Erbauer dieses Hotels, die aus Walldorf kamen, die neue Kreation ihren Gästen als Walldorf-Salat vorstellten und dafür sorgten, dass er künftig rund

um die Welt und in allen sogenannten Viel-Sterne-Hotels dieser Erde geordert werden kann.
Nein, was hier geplant wird, soll nicht mehr freiwillig bestellt werden können, sondern soll in Gesetzmäßigkeiten verpackt, den mitspielenden Regierungen der diversen Länder dieser Erde die Möglichkeit geben, neue Regulative zu schaffen um:

1. den bösen Feind, den „Climate Change" oder noch besser bekannt als Klimakatastrophe, zu bekämpfen und
2. deswegen notwendige neue Gesetze zu verabschieden, um ein gewaltiges internationales Geschäft des „Modellwechsels" von allem, womit und worin Menschen leben, anzuschieben. Weg vom Alten, hin zum Neuen. Das Alte war CO_2-freundlich, das Neue wird CO_2-feindlich.

"Die private Werbeindustrie hat vorzügliche Arbeit geleistet." Das betont der offensichtliche Wortführer der hier versammelten „crème de la crème" aus Industrie und Finanzwirtschaft. Er betont und lobt die internationale Vorarbeit, vor allem von den „Grünen" in Deutschland, dem „aufrüttelnden" Artikel des SPIEGEL von Mitte August 1986 und der Bereitschaft der hier anwesenden, die Schaffung eines neuen „Klima-Instrumentes" bei der UNO zu unterstützen. Es wird darauf hingewiesen, dass es keinerlei Notwendigkeiten gibt, dass sich die USA offiziell um CO_2 oder das „anthropogene climate house" zu kümmern haben. Pflege und Entwicklung des Gesamtprojektes der Bekämpfung des „fiktiven" Klimafeindes gingen von Europa aus. Europa solle auch für Anschub und den Transfer des zu entwickelnden neuen „Weltfeindes" bis hin zu nationalen und internationalen Vereinbarungen Vortritt erhalten. Für die USA gelte:

1. Es dürfen aus den zu erwartenden internationalen Verhandlungen um „climate Change“ für die US keine bindenden geschäftlichen Hindernisse errichtet werden.
2. Die Bekämpfung des „fictitious climate enemy“ durch die US kann nur im Rahmen der für die US förderlichen Geschäfte, die sich „daraus“ ergeben, befürwortet werden. Umgehung hierfür zu schaffender gesetzlicher Sicherungen sind durch den anwendbaren „federal Racketeer influenced and corrupt Organizations act“, auch als RICO bekannt, scharf und streng zu beobachten und zu ahnden.
3. Nichts steht dem entgegen, dass Parteien, die für und wider eine angebliche menschgemachte Klimaänderung aktiv werden wollen, Aktionen durch entsprechende Werbeaktivitäten, wie z.B. spots oder Filme in der Art früherer „science fiction movies“ oder des jüngsten „report of the German `the SPIEGEL´ “ mit dem Untergang New Yorks publizieren.

So kristallisiert sich weiter durch diverse Folge-meetings der „Entscheider“ der US-Politik folgendes Szenarium bezüglich der zu verfolgenden Schritte heraus:
Anerkennung der Fakten, die durch internationale Bekämpfung einer fiktiven Klimakatastrophe entstehen. Dazu zählen primär Verhinderung von Eingriffen in nationale Interessen durch internationale Abkommen. Diese werden im Vorfeld der Ereignisse seitens der US bereits abgeblockt.
Erkenntnis und wahrscheinliche Akzeptanz aller sich hieraus ergebenden wirtschaftspolitischen Positiva für die nationale Stärkung der US. Heißt:
Wahrnehmung jeglicher Geschäfte, die für die nationalen Institutionen von Vorteil sind.
Ablehnung jeglicher Lasten, die nicht durch nationale Gesetze begleitet werden.

Jahre später wird der Chefökonom a.D. der Weltbank, Sir Nicholas Stern, diese Planungen eines ganz großen Geschäftes bestätigen, indem er verkündet, dass die „Investitionen in den Klimaschutz“ ein riesiges Subventionsprogramm seien und damit die Wirtschaft zur neuen, grünen Blüte treiben wird. Zunächst würden dazu ca. 5 Billionen Dollar benötigt. Ahnen Sie von wo nach wo das Geld fließen wird? Von arm nach reich!
Mit anderen Worten: Die gesamte Umweltpolitik der USA gestaltet sich nach der alten britischen Order und Verteidigung:

„Right or wrong, my country“.
Recht oder Unrecht; mein Land.

Eine solche Politik ist identisch mit Machtpolitik. Machtpolitik kann aber nur jemand betreiben, der die Macht dazu hat.
Schwächlingen wird diktiert.
So ist nun einmal die Welt, in welcher der Mensch selbst über die Jahrtausende im Kampf gegen Klima, Hunger und gesundheitliche Nöte nur überleben konnte, weil er „seine Ellenbogen“ gebrauchte; unabhängig von „right or wrong.“
Heraus kam die „Darwin´sche Auslese“!

Auch dieser Artikel liefert Beweise, dass alle Postulate bezüglich einer nahenden Klimakatastrophe absichtlich gefälscht wurden.

Klimakonferenzen

<u>**1988**</u> debattiert die UN-Vollversammlung zum ersten Mal über die Klimaänderung. Die Gründung des Intergovernmental Panel on Climate Change (IPPC) wird beschlossen. **Diese Organisation ist künftig die oberste Behörde, die über alles, was mit dem Klima auf Erden zu tun hat, das Sagen haben wird.**

<u>**1990**</u> findet die zweite Weltklimakonferenz statt. Die UNO-Vollversammlung eröffnet die Verhandlungen und richtet als Komitee zur Ausführung eine neue Organisation, das INC, ein. Die angeblichen Bemühungen und die eingebildeten Fähigkeiten, das Klima zu ändern, gebärt nun Organisationen, Institutionen und Neugründungen jeglicher Provenienz, die sich mit Klima befassen wollen oder mit ihm zu befassen haben.

Und dies unabhängig von der Nationalität. Man bedenke: Jeder institutionellen Neugründung müssen, wie üblich, Vorstände, evtl. Aufsichtsräte, Direktoren usw. vorangestellt werden. Sie alle brauchen Geld. Dafür gibt es, nunmehr der internationalen Größenordung des Masterplans (Reduzierung von CO_2) entsprechend, Stütze.

Und je aufregender, in Bezug auf das Ende der Menschheit durch den Klima-GAU, die fabrizierten sogenannten wissenschaftlichen Ergebnisse sind, desto mehr Geld gibt es, für neue Großrechner und technisch erforderliche Zubehör, für die zu fabrizierenden Beweise der Schädlichkeit von CO_2.

Niemand hält diese Epidemie der geschürten Klimaangst auf. Aber viele sind interessiert, dass sie möglichst ansteckend wirkt. Und jeder dieser Adepten sagt: Wir brauchen mehr Geld. Und jedes Land, jede Provinz, jede Großstadt braucht neue Klima-Forschungsinstitute oder zumindest Klimaforschungsabteilungen, die sich unentwegt vergrößern und ver-

mehren. Kein Land in Deutschland, und davon gibt es 16, ohne Umweltministerium. Und nun gehen Sie mal ins Internet und erkundigen Sie sich, was die am laufenden Band für neue Gesetze erfinden und, noch schlimmer, auch verabschieden.
Gut: Klima ist nicht alles, womit „die" sich beschäftigen, außer mit sich selbst. Aber Klima ist innerhalb der weltweiten Umweltschutzbewegung die schnellstexpandierende Fieberkurve!

9.5.1992: Beschlüsse der **Klimarahmenkonferenz** in New York.1992 wurde nach langen Verhandlungen in New York die Klimarahmenkonvention unterzeichnet, die international unter dem Kürzel UNFCCC bekannt ist oder bekannt werden will.
Sie heißt Rahmenkonvention, weil sie im Wesentlichen nur eine allgemeine Verständigung über die Zielsetzung des Klimaschutzes festschreibt, die Erarbeitung eines Instrumentariums zur Erreichung dieses Ziels aber weiteren Verträgen überließ. Dies geschah erst fünf Jahre später in Form des Kyoto-Protokolls.

1992: Umweltgipfel in Rio de Janeiro.

28.03.1995: Erste Klimakonferenz in Berlin.

01.-10.1997: 3.Klimakonferenz in Kyoto

Am 16.02.05 tritt dann das Kyoto-Protokoll in Kraft. 141 Länder (!) verpflichten sich, den weltweiten Ausstoß von sechs Treibhausgasen bis 2012 um mindestens 5,2 % gegenüber 1990 zu reduzieren. Übrigens würde das die befürchtete Klimaerwärmung selbst nach Berechnungen des IPCC nur

um 0,07°C mindern und das liegt nicht im messbaren Bereich der Instrumente!
Weiterhin wird nun das erste große Geschäft eingeleitet: Der Emissionshandel. Es wird ein Handel mit Emissionszertifikaten, der in die -zig Milliarden gehen wird.
Das Prinzip des heute installierten Emissionshandels hat diese Idee von Al Gore übernommen: Jeder Verursacher von Emissionen (Erzeugung von Klimagasen) muss für die von ihm verursachte Einheit an Verschmutzung über ein Zertifikat verfügen. Verbraucht ein Lizenznehmer nicht alle Zertifikate, kann er diese an andere Teilnehmer verkaufen, die einen Überschuss an Verschmutzung zu decken haben.

01.12.2003. Es findet in Mailand die 9.Klimakonferenz statt (alle Konferenzen müssen hier nicht aufgeführt werden), eine Mammutkonferenz mit 4.000 Teilnehmern aus 188 Ländern.
Nunmehr finden jährlich Klimakonferenzen unter Beobachtung und Aufsicht der UNO statt, wo sich die Großen der Politik mit Ihrem üblichen Kometenschweif treffen, um noch einmal die Schönheiten der Welt, mal da, mal dort zu genießen, bevor die nun schon seit mehreren Jahrzehnten vorhergesagte Klimakatastrophe eintritt.

Es macht keinen Sinn, die Daten der vielen Klimakonferenzen hier auszubreiten. Wichtig ist zu wissen und einzusehen, dass sich die weltweite Hysterie um die Behauptung, dass die mögliche Erwärmung der Erdoberfläche vom Menschen gemacht ist, ökonomische Möglichkeiten finanzieller Bereicherung ungeahnten Ausmaßes bietet. Glauben Sie ja nicht, dass diese großen internationalen Treffen, wo man einflussreiche Manager der Politik dieser Erde alle kompakt auf einem Haufen hat, die Lobbyisten der unterschiedlichsten Interessengruppen leer ausgehen.

Nirgendwo kann man neue Freundschaften, neue Geschäfte besser einfädeln als auf solch großartigen internationalen Monsterversammlungen wie den Klimakonferenzen.

Da die behaupteten Gefahren mit dem Klima immer schneller und immer größer werden, gibt es heute keine Tageszeitung, kein Wochen- oder Monatsheft, keine TV-Redaktion, keine Radiostation, die nicht fast täglich mindestens einen Artikel über das Klima erfindet. So expandiert die Hysterie über die nahende Katastrophe in zunehmender Geschwindigkeit dreidimensional.
Entsprechend dem Tempo der sich nähernden Katastrophe werden die Maßnahmen, dies zu verhindern, verschärft. Alle Scharfmacher werden ernten. Dies beginnt bei denjenigen, die beauftragt sind, das Klima zu erforschen und zu bändigen.
Demzufolge: Die angeblichen Wissenschaftler erhalten mehr Personal für ihre Institute, sie werden größere und teurere (bessere?) Geräte erhalten, all die neuen und alten Klimainstitute und Organisationen, und dies weltweit, freuen sich. Ihnen werden die Zuschüsse erhöht, werden die Abteilungen vergrößert, wird neues Personal zugestellt, werden neue Direktoren ernannt usw. Und alle werden sagen: Wir sind den Geheimnissen dessen, was Klima überhaupt ist, bis auf Millimeter nähergekommen. Wenn wir nur besseres Handwerkszeug für die Forschung hätten, mehr Geld für die Reisen zum Nordpol bekommen würden, um die Eisbären zu zählen, zum Südpol, um Eisbohrkerne zu holen usw. Und die Zuschüsse müssen demzufolge wieder erhöht werden. Am besten ohne zeitliches Limit. Und wer bezahlt dies alles und die teuren Konferenzen mit kostenloser Unterbringung, Verpflegung und Amüsiergeld?
Dazu schreibt Wolfgang Thüne:

„Doch am wenigsten vorbereitet ist der Laie auf die Tatsache, dass uns über die Medien die „Wissenschaftler“ nach Strich und Faden belügen, hemmungslos und profitorientiert. Um bei der Lüge nicht ertappt zu werden, gehen die „Klimaexperten“ ganz bewusst auf keinen Einwand ein, sondern wiederholen über die Medien gebetsmühlenartig ihre wohlbekannten Phrasen nach dem uralt bewährten Motto: “Steter Tropfen höhlt den Stein“ und „Irgend etwas bleibt hängen.“ Die Lüge vom „Treibhauseffekt“ ist eine gekonnte Lüge, die Jahr für Jahr einen gigantischen „Klimazirkus“ in Bewegung setzt. Premiere war 1988 in Toronto. Dann folgten Rio de Janeiro (1992), Berlin (1995), Kyoto (1997), Buenos Aires (1998), Bonn (1999), Den Haag (2000), vom 16. bis 27. Juli 2001 fortgesetzt in Bonn. Dieser über die Vereinten Nationen von den Bürgern dieser Welt finanzierte Zirkus fordert kein Eintrittsgeld. Im Gegenteil: Jeder Teilnehmer des Klimagipfels in Bonn bekam bar eine Amüsierprämie von 3.000 DM. Das muss uns der Klimaschutz doch wohl wert sein.“ Soweit Wolfgang Thüne.
Na, bei solchen Prämien wird der Zulauf begeisterter Klima-Bürger wohl anhalten. Damit die Jugend auch etwas vom Klima hat, wurde eine internationale „Jugendkonferenz“ zum Klimaschutz gegründet. Erinnern Sie sich vielleicht aus ihrer Schulzeit an die Kreuzzüge zur Befreiung Jerusalems von den Ungläubigen? Erinnern Sie sich, dass die Kirchen und „relevante“ Institutionen sogar Kinderkreuzzüge organisierten? Und dass dabei 1000e von Kindern umkamen? Ja, ja, der menschliche Hype!

Die Politiker werden nun noch mehr von ihren Bürgern geliebt werden, weil sie sichtbar und hörbar endlich etwas gegen die Katastrophe unternehmen. Und weiter wird das Volk in den Medien großartig abgelenkt von den ungelösten Problemen einer unreformierbaren Ge-

sellschaft. Klima ist jetzt dran. Geburtenrückgang z.B. erledigt sich durchs Klima von allein. Wer setzt noch Kinder in die Welt, wenn in 13 Jahren der Weltuntergang beginnt?
Und: Die Klima-Wissenschaftler können sich auf Grund des großen Angebotes an Fragezeichen, die noch und immer zu interpretieren sind, noch besser zusammenfinden, um noch bessere Ergebnisse über den Klimawandel und die Menschenschuld als Gemeinschaftsarbeit veröffentlichen, und die Industrie? Sie wird - und zwar flächendeckend - die fettesten Aufträge einheimsen, die ihr Beschäftigung auf Jahre, vielleicht Jahrzehnte, garantiert. Wenn der Mensch wirklich der Klimakiller ist, als den ihn UNO, EU, Umweltministerien in allen Ländern und Provinzen, alle Medien und jeder auf Erden, der einen einflussreichen Pups lassen könnte, hinstellen, dann muss es doch möglich sein, die gesamte weltweite Energiestruktur mit allem, was dazu gehört, angefangen beim Rohstoff jeglicher brauchbaren Provenienz bis zur modernsten Windmühle, die auch ohne Wind Strom erzeugt, total umzubauen, so dass am Schluss, bis auf die Atmung des Menschen, kein Molekül „human-CO_2" mehr zu finden ist. Wie nicht oft genug wiederholt werden kann: Großartige Geschäfte bahnen sich an.

Da Sie skeptisch sind, hier vorab nur ein Beispiel: Autoindustrie. Dieser Industriezweig beschäftigt in Deutschland mit all seinen Zulieferanten einen bedeutenden Teil der Arbeitnehmerschaft. Immer neue und teurere Antriebssysteme (Motoren), Hilfsaggregate, Katalysatoren, unfallsichere Karossen etc. werden gefordert, nur um angeblich der Umwelt zu gefallen und das Klimagift CO_2 zu minimieren.
Das ging vor Jahren mit dem ersten Katalysator los und setzt sich fort bis heute mit immer neuen Einstufungen der älteren

Autos in laufend geänderte Schadstoffklassen. Kein Auto wurden bislang billiger mit Einführung neuer gesetzlich geforderter Änderungen der Fahrzeuge zum Umweltschutz. Im Gegenteil. Entsprechende Richtlinien geben die deutschen Behörden, wie auch die EU-Kommission in einem scheinbaren Wettbewerb heraus. Und die Kosten dafür gehen bereits in die Milliarden. Und damit möglichst viele neue Autos verkauft werden, werden die etwas älteren entsprechend klassifiziert und danach mit höheren Steuern belegt, worüber sich die Finanzminister freuen. Und die wegen Nachrüstung nun zu teuren Karossen kommen deswegen vorab in den Müll, obwohl sie sehr wohl noch fahrtauglich und unfallsicher sind. Alles wegen CO_2.
Seit Jahren liest und hört man, was das Auto für ein umweltschädliches Instrument ist. Und die Menschen lassen einfach nicht vom Auto, anstatt sich auf Fahrrad umschulen zu lassen. Kann es sein, dass den Menschen das Auto ganz gut bekommt, weil es für sie ein letztes Stück immer mehr verloren gehender Freiheit ist, und dass der Natur die tödlichen Abgase und besonders das CO_2 auch ganz gut bekommt? Kann das sein?
Es kann, aber es darf nicht sein.

Wie schizophren unsere Gesellschaft und die sie tragenden Organe sind, lässt sich daran erkennen, wie einfach sie, diese Gesellschaft, absolut kontroverse Behauptungen oder Beweise konsumiert, ohne Fragezeichen abzuschießen und sich zu wehren.
Es wird behauptet, dass das Auto mit seinen Abgasen entscheidend zur Umweltbeschädigung beiträgt.
Dort aber, wo der Straßenverkehr in toto vom Auto wahrgenommen wird, ohne Radfahrer oder Fußgänger, nämlich auf Deutschlands Autobahnen, dort ist direkt nichts davon zu bemerken, dass sich die Natur über das Auto ärgert.

Trotzdem wird seit Jahrzehnten mit immer neuen Schikanen, auch direkt auf den Fahrwegen fürs Auto, den Straßen, versucht, Stimmung gegen das Auto, das KFZ zu machen. Und kein Verein steht gegen Massensuggestion und Bevormundung durch staatliche Organe in dieser angeblichen Demokratie auf. Deswegen empört sich auch niemand von Bedeutung über die Art und Weise, wie die Klimahysterie geschürt und verbreitet wird.
Und deswegen wiederum ist es so einfach, den Klima-Gau von oben herab, vom Olymp der Erde, von New York und von dort via UNO zu verkünden, ihn zu begründen und ihm zum beherrschenden Thema einer mit Gruselgeschichten verwöhnten Massengesellschaft zu verhelfen.

Indes, die Frage muss immer wieder gestellt werden, ob CO_2 wirklich „der" Klimakiller und der Mensch „der" Verantwortliche für den Klima-Gau ist. Wir sind mitten dabei und liefern gegen Ende dieser Arbeit ein Ergebnis.
Nur, diese Frage zu stellen bedeutet ja bereits, dass man die „gesellschaftliche Relevanz" des Gespenstes des Treibhauseffekts aus CO_2 bezweifelt. Oder sogar leugnet, dass es so sein kann.
Je nach dem, welchen Stellenwert der Hype um die Klimakatastrophe in der „gesellschaftlichen Relevanz" noch erreicht, sollte man anfangen vorsichtig zu sein, mit allen Äußerungen, welche die „gesellschaftliche Relevanz" staatlicher Notwendigkeiten in Zweifel ziehen. Je mehr sich die staatlichen Institutionen zusammenrotten zu größeren Clustern, via Stadt – Staat - EU - UNO - desto mehr wird die Diktatur zwangsläufig revitalisiert. Dann ist es AUS mit der Meinungsfreiheit.
Eine demokratische Staatsform, wie wir sie in Deutschland z.B. nur noch mit Fragezeichen - auch vom Bundespräsidenten gesetzt - erleben, wird es bei einer Weltmacht, bei einer

Weltregierung nicht geben können. Also genießen Sie das, was Ihnen Ihr Staat, also die jetzige angebliche Demokratie (übersetzt: Volksherrschaft), noch an Individualität - Freiheit - übrig lässt.
Und, wenn Sie in Ihrer Freizeit noch ab und zu etwas Zeit zum Nachdenken haben, dann stellen Sie sich ruhig ab und zu die Frage, ob das alles wohl, was die angeblichen Wissenschaftler da über die Klimakatastrophe berichten, so ganz richtig sein kann. Aber unsere Untersuchungen sind noch nicht zu Ende.
Vielleicht gelingt es uns, bei Ihnen bereits vor Ende des Buches Zweifel an der Seriosität der Berichterstattung der Klimaforscher zu wecken. Unsere Zweifel jedenfalls sind längst einer sicheren Überzeugung gewichen. Wir sind uns sicher, dass sie - fast alle - große Lügenbolde sind.

Und auf das, was Klimagewinnler gewinnen werden, kommen wir im letzten Akt dieses Dramas noch einmal etwas eingehender zu sprechen. (Dieser Satz wurde fett geschrieben, damit Sie nicht denken, dass diese Versprechung eventuell unterschlagen wird).

Die Hysterie mit der Ideologie um den Bösewicht Mensch als „Klimakiller“ wird die Erde nicht verändern, aber sie wird wieder einmal einen riesigen Umverteilungsmechanismus in Gang setzen. Und das wie immer nach dem selben Muster: Arm zahlt, reich kassiert.
Seien sie ehrlich mit Ihrer Vergangenheit, aus der ja jeder lernen sollte, auf dass sich eine bessere Welt etabliert, und rufen Sie sich ins Gedächtnis, dass es noch gar nicht lange her ist, dass Umweltsteuern ihren Einzug ins Wirrwarr der unzähligen Abgaben an den Deutschen Staat fanden.
Und wofür wurden sie verwendet? Für die Umwelt? Nein, nein, das war nie geplant. Der Name galt nur für das Volk.

Die kassierten Geldmengen, in 2003 waren es, so ich mich richtig erinnere, bereits 33 Milliarden, Tendenz steigend, wurden verwendet zur Aufbesserung der Schulden der staatlich geplünderten Sozialkassen.
Kann es sein, dass demnächst Klimasteuern zur Bekämpfung der kommenden Klimakatastrophe in Mode kommen, die dann für Kindergärten, Vorschulausbildung und für weitere Hilfsmittel zur Abwendung der deutschen Kinderarmutskatastrophe verwendet werden? Ob es dann eine weitere riesige Fehlinvestition geben wird, weil die Kinderzahl, nunmehr aufgrund der angekündigten Klimakatastrophe, noch weiter und nunmehr rapide abnimmt?
Schön, dass wir nicht in die Zukunft schauen können.

Resümee des 2. Aktes

Wenn die „Bewegung“ einer Gesellschaft einen politischen Aufhänger bekommen soll, dann muss diese Bewegung „organisiert“ werden. Wie diese Bewegung in Deutschland, später unter dem Anstrich der Umweltförderung, organisiert wurde, das schilderten wir im zweiten Akt.
Wir gaben im zweiten Akt Anstöße für Ihre grauen Zellen, sich der Vergangenheit Deutschlands zu erinnern: Studentenaufstände, 68er Revolution, die wesentliche Änderungen für die nächsten Generationen schuf (Muff von 1.000 Jahren unter den Talaren), der Verbrüderung von Lehrern mit Schülern, die sich mit Vornamen duzten - als Ergebnis der antiautoritären Erziehung - der APO und der „Rote Armee Fraktion“, die Deutschland zittern machte. Fast alle die daran initiativ beteiligten Vereine sind nun vereint im Kampf gegen einen neuen Feind. Dieser, etabliert und ausgerufen von der UNO, freut sich, denn erst dadurch wird er richtig berühmt und kann sich nun mit entsprechendem Bekanntheitsgrad und der daraus resultierenden Dynamik auf das Ziel konzentrieren: Das große Geschäft!
So, und nun mag ich nicht mehr alle Vereine und Gruppierungen aus Deutschlands Nachkriegsvergangenheit aufzählen, die sich durch die beschriebenen politischen Ereignisse immer weiter konzentrierten und sich mehr und mehr mit Umwelt befassten, bis sie ihre „Neue Heimat“ bei den Grünen fanden und nun auch endlich das lang ersehnte zentrale Thema moderner Kriegführung fanden, für das es sich wieder einmal zu kämpfen lohnt: Den Feind:

Die Klimakatastrophe!

3. Akt

Einführung in die Probleme des 3. Aktes

Bis jetzt, bis zum 3. Akt, war alles, was wir berichteten Vorgeplänkel. Jetzt wird es ernst. Aber der dritte Akt ist ja in der Dramaturgie oft der Akt, in dem es richtig losgeht. Also halten wir uns an das, was sich in der Vergangenheit bewährt hatte.
Wiederholung:
Es besteht die starke Vermutung, dass die Behauptung über eine kommende Klimakatastrophe und ihr Vehikel dazu, der angeblich von Menschen verursachte Treibhauseffekt, ein absichtlich gelegtes <u>Windei gigantischer Größe ist.</u>

Wir werden die Beweise dafür anführen, die jeder, der noch nicht fanatischer Anhänger der neuen Ideologie vom „Klimagau" durch CO_2 ist, prüfen und erleben kann.

Sie werden sich erinnern, dass der „Eiserne Vorhang" bzw. das, was hinter ihm vorging, einen bedeutenden Teil der Menschen dieser Erde dazu veranlasste, „zusammenzurücken". Was sie, diese Menschen, dazu trieb? Angst!
Dann aber kam Michael Gorbatchow: Der Vorhang hob sich, wurde abgebaut und die schöne Harmonie im Kampf gegen einen gemeinsamen Feind war dahin
Dies ist nun seit über 15 Jahren Geschichte und es wird Zeit, einen neuen Feind zu suchen, zu finden und so er nicht erkennbar ist, zu erschaffen.
Die wissenschaftlichen Schätzungen über den einstigen maximalen Gehalt der Luft an Kohlensäure vor Urzeiten gehen

weit auseinander und reichen von mindestens 20 Prozent, was dem heutigen Sauerstoffgehalt der Luft entspricht, bis zu weit über 80%. Diese Diskrepanzen sind erheblich. Tatsache ist, dass sich die Erde, auch zu Zeiten, da die Luft einen vielfach höheren CO_2-Gehalt als heute hatte, abkühlte und eben nicht erwärmte.
Nichts ist besser dafür geeignet, als das CO_2 als Popanz aufzurüsten, Weltuntergangsstimmung zu verkünden und einem dankbaren, weltweit wirkenden Medienzirkus freie Fahrt, freie Hand und vor allem freie Fantasie für den Krieg gegen CO_2 zu gestatten.

Durch niemanden und nirgendwo ist bislang glaubhaft belegt, wie viel CO_2 die gesamte Natur, und zur Natur gehören unseres Erachtens auch die Menschen, pro Jahr produziert. Nirgendwo ist glaubhaft und durch ungefälschte Gutachten belegt, wie viel von dieser Menge CO_2 die Natur, also das Geschehen auf der Erde, wiederum verbraucht. Es gibt keinerlei Mengennachweise. Statt dessen wird mit weit variablen Prozentsätzen operiert, was mehr Möglichkeiten (zum Schieben nach plus oder minus) ermöglicht.
Die neue Ideologie heißt, wie wir wiederholen: Der Mensch ist böse, er ist ein „Klimakiller", produziert CO_2, mit welchem er ein Treibhaus um die Erde herum errichtet, in welchem es immer wärmer wird, und er ist dabei, die Klimakatastrophe zu induzieren, die ab dem Jahre 2020, also in 13 Jahren, irreversible Schäden auf der Erde verursacht.

Nur, wenn jetzt, sofort, gehandelt wird, ist noch einiges zu retten. Kostenpunkt bis jetzt, Mitte Februar 2007, ca. 5,5 Billionen Euro. Sagt Sir Nicholas Stern, ehemaliger Chef der Weltbank!

Diese Ideologie wird sachlich gestützt durch den jetzt, im März 2007, veröffentlichten Bericht des UNO-Klimarates (IPCC). Dieser Bericht umfasst 21 Seiten. Die wesentlichste Aussage dieses Berichtes ist die Tatsache, dass er davon spricht, dass der Treibhauseffekt „sehr wahrscheinlich" vom Menschen gemacht ist.
Die Formulierung „sehr wahrscheinlich" ist nicht das, was Forschung abliefern soll. Wissenschaft hat die Aufgabe, den Wahrheitsgehalt von Hypothesen zu überprüfen, nicht abzuschätzen. Also steht die Behauptung, dass der Mensch durch seine Aktivitäten einen Treibhauseffekt um die Erde herum errichtet hat, nach wie vor auf tönernen Füßen.
Mit der Formulierung „sehr wahrscheinlich" hat das IPCC immer die Möglichkeit, sollte es nicht zum „Klima-Gau" kommen – immerhin ist daran zu denken, dass ja vor ca. 30 Jahren noch eine neue vor der Tür stehende Eiszeit von der Wissenschaft prognostiziert wurde – sich zu verabschieden und zu konstatieren „wir haben nie behauptet, dass der Mensch den Treibhauseffekt verursacht hat". Allerdings redet und berichtet das IPCC vom „anthropogenen Treibhauseffekt", was nichts anderes bedeutet, als dass das angebliche CO_2-Treibhaus um die Erde herum vom „Menschen gemacht" ist.

So die neue Ideologie. Diesmal gesteuert von der obersten Weltorganisation, der UNO, und ihrem Arm für Klimafragen, dem IPCC, der obersten Welt-Klimabehörde.

Was verbohrte Ideologie anrichten kann, erlebten die Deutschen im 3. Reich. Dann wieder in der DDR. Aber nicht nur dort, sondern immer und überall, wo Menschen sich zusammenrotten und ihre Ansichten zu Ideologien veredeln, ist Ungemach angesagt.

Die vom IPCC verbreiteten Berichte sind für Irrtümer genauso anfällig wie wissenschaftliche Erkenntnisse der Vergangenheit.

Irrtümer der Wissenschaft im Allgemeinen und im Bereich der Energieversorgung und des Klimaschutzes der Menschen

Beispiel 1:
In den 80er Jahren ging die US-Umweltbehörde EPA von einem Anstieg des Meeresspiegels von mehreren Metern bis zum Jahr 2100 aus. Das IPCC rechnete dann um 1990 mit einem Anstieg von 67 Zentimetern. Vor sechs Jahren lag die Prognose bei 48,5 Zentimetern und im gerade jetzt, im Februar 2007, veröffentlichten Bericht des IPCC liegt der Wert nur noch bei 38,5 Zentimetern.

Ergebnis:
Man kann sich irren. Zugegeben. Jedoch: In ca. 20 Jahren eine Verringerung von mindestens 2 Metern (damals als wissenschaftliche Erkenntnis verbreitet) auf nun nur noch 38,5 Zentimeter, ergibt einen Irrtum von mindestens 500%. Das Szenario der angekündigten Klimakatastrophe hat sich also um ca. 500% reduziert.

Immerhin wurde die Menschheit seit nunmehr 20 Jahren mit der Panikmache der „Klimakatastrophe“ terrorisiert und dafür verantwortlich gemacht, dass sie, die Menschheit, dies durch den „Anthropogenen Treibhauseffekt“ selbst initiiert habe und - wie jüngst verkündet – nur noch 13 Jahre bis zur Unumkehrbarkeit der dann eintretenden Katastrophe zur Verfügung stehen.
Wäre eine offizielle Richtigstellung und damit eine Entschuldigung gegenüber der geängstigten gesamten Menschheit durch die oberste Klimabehörde bei der UNO nicht angemessen gewesen? Wir denken schon. Aber, wie wir eben sagten: Irren ist menschlich!

Beispiel 2:
Zu Zeiten des Jom-Kippur-Krieges vor gut 30 Jahren (Israel gegen seine arabischen Nachbarn) behauptete und warnte der Club of Rome (beinhaltet die feinsten und berühmtesten Wissenschaftler aller Disziplinen) unter anderem davor, dass um die Jahrhundertwende die Erdölvorräte der Erde erschöpft seien.

Die jüngsten Berichte der OPEC und anderer relevanter Berichterstatter beinhalten, dass es mehr explorierbare Erdölvorkommen denn je gibt.

Wer hat vor einigen Jahren davon gehört, dass Nigeria riesige Erdölvorkommen hat?

Wer hörte bis vor kurzem davon, dass nunmehr Angola dabei ist, das Volumen der Schätze in Nigeria bei weitem zu übertreffen?

Die abbaubaren Erdölreserven der Erde sind größer denn je. Sie reichen bei gleichbleibendem Verbrauch für ca. 50 Jahre, wie wir im ersten Akt auf S. 34 feststellten.

Ergebnis:
So kann man sich irren, wenn die sogenannten wissenschaftlichen Untersuchungen sich eben nur auf Schätzungen stützen.

Beispiel 3:
Das Atom galt für lange Jahre als unteilbar. Deshalb auch der Name „ATOM“. Kommt aus dem Griechischen von ATOMOS, was „unteilbar“ bedeutet. 1919 ist die Sensation perfekt, als Ernest Rutherford, dem britischen Wissenschaftler und Forscher auf dem Gebiet der Physik, die erste künstliche

Kernreaktion gelingt. So wurde erstmals bewiesen, dass auch ein Atom nicht das kleinste aller Teilchen ist, sondern sich wiederum aus Materieteilchen zusammensetzt und spaltbar ist.

Ergebnis:

Das Resultat von Rutherfords Arbeit stempelte die bis dato gültigen wissenschaftlichen Erkenntnisse als Irrtum ab.

Beispiel 4:

Wir können mit den Irrtümern der Wissenschaftler gleich bei Rutherford bleiben. Er postulierte immerhin 14 Jahre später, dass ein größerer Nutzen im Hinblick auf die Verwertbarkeit der dabei freiwerdenden Energie kategorisch auszuschließen sei. Und dies immerhin auf einer Jahrestagung der „British Association for the Advancement of Science.“ Nicht viel später, 1938, entdeckten Hahn und Strassmann die Möglichkeit der Kernspaltung und der dabei freiwerdenden immensen Energiemengen. Von da an war es nur eine Frage von Geld und Zeit, bis diese Energiemengen zum Nutzen und Schaden der Menschheit verwertbar gestaltet werden würden.

Ergebnis:

Rutherford bewies den Irrtum der Wissenschaft bezüglich der Unteilbarkeit des Atoms. Er produzierte aber wenig später den Irrtum, dass die bei der Atomspaltung freiwerdende Energie keinen Nutzen bezüglich Verwertbarkeit für die Menschheit liefern würde.

Beispiel 5:

1912 hatte Alfred Wegener anlässlich der Jahresversammlung der geologischen Vereinigung in Frankfurt seine Theorie über die „Kontinentalverschiebung“ den Wissenschaft-

lern, also dem Fachpublikum, vorgestellt. Bereits am Ende von Wegeners Ausführungen war der Skandal geliefert.
Die Fachwelt aus Geologen tobte und schrie über die Absurdität der Wegener´schen Ausführungen. Hauptsächlich aber, was natürlich niemand bemängelte, hauptsächlich deswegen, weil Wegener Meteorologe und kein Geologe war. So streng sind dort die Bräuche.

Ergebnis:
Wegeners Postulat bezüglich der „Kontinentalverschiebung" hat bis heute Gültigkeit. Die Ansichten seiner damaligen wissenschaftlich arbeitenden Kollegen hingegen waren falsch. Es waren eben Irrtümer der Wissenschaft.

Beispiel 6:
Die Astrophysik ist eine relativ junge Wissenschaft. Teile ihrer Neugier investiert sie in die Versuche, das Alter des Weltalls festzustellen. Die Urknallhypothese der Wissenschaftler schwankt in der Fixierung zwischen 8 und 20 Milliarden Jahren. Dies ist somit ein Zahlenchaos, um dessen variablen Wahrheitsgehalt sich die relevanten Wissenschaftler streiten.

Ergebnis:
Das Streben von Wissenschaftlern nach Erkenntnis lieferte der Menschheit großartige Hilfsmittel. Sowohl zur Entwicklung und Vermehrung der Menschheit als auch zu ihrer massenhaften Vernichtung. Für die Erfindung sowohl des einen als auch des anderen verleiht sie, die Menschheit, den entsprechenden Wissenschaftlern die gleichen Orden und Ehren. Und dies auch noch durch dieselbe Institution.

Beispiel 7:
„Unsere Vorhersagen für die Hurrikan-Saison 2006 haben nicht gestimmt. Allein die Vorhersage für August war eine einzige Pleite“, gibt Prof. William Gray zu. **Der Klima- und Hurrikanforscher von der Colorado State Universität** hatte für Juni bis November neun Wirbelstürme vorhergesagt. Auch das nationale Hurrikan-Zentrum in Miami lag mit der Prognose von neun bis zehn Hurrikans schwer daneben. Nicht ein einziger richtiger Hurrikan erreichte 2006 das Festland.
Wie konnten die Meteorologen nur so irren? Drei unvorhersehbare oder falsch kalkulierte Wetterphänomene haben alle Prognosen wertlos gemacht. Erst war es die Dürre in Afrika; dann stoppten Hochdruckfronten über der Ostküste der USA die heranrückenden Wirbelstürme und drückten sie auf das offene Meer.
Dann setzte im Pazifik überraschend schnell „el Niño“ ein. „Es ist ein schwieriges Geschäft, wie die aktuellen Fehlprognosen zeigen“, räumt Gray ein. Es sei unmöglich zu verstehen, wie all die Prozesse und die vielen sich ändernden physikalischen Variablen zusammenwirken, schreibt Gray in seinem Bericht.

Ergebnis:
Bei so vielen Irrtümern der Wissenschaften und ihrer an Erkenntnis arbeitenden Genies gilt immer noch und immer wieder das uralte Sprichwort: Irren ist menschlich. Menschlich ist es aber auch, Irrtümer zuzugeben. Und da mangelt es oft an Zivilcourage, denn: Unrecht zuzugeben gehört nicht zu den Stärken der Menschen. Gray gehört zu den Wissenschaftlern, die unseren Respekt verdienen. Er gibt zu, dass er sich irrte. Damit werden seine Aussagen für jetzt und in Zukunft glaubwürdiger und wertvoller.

Beispiel 8:
Wir wollen hier keine endlosen Beispiele für Irrtümer und Modellwechsel der allgemeinen Wissenschaft anhäufen. Aber eine Aussage eines cleveren wissenschaftlichen Querdenkers ist doch bemerkenswert. Rupert Sheldrake, Biologe, konstatiert folgendes:
„Die Idee der unwandelbaren Gesetze und Konstanten ist die letzte Basisstation der klassischen Physik, für die überall und in alle Ewigkeit eine mathematische Ordnung herrscht, die alles nach ein für allemal feststehenden Regeln geschehen lässt und (zumindest im Prinzip) vollkommen vorhersehbar macht. Tatsächlich finden wir nichts dergleichen in der Menschenwelt, im Bereich des biologischen Lebens, im Wetter oder am Nachthimmel. Die Chaosrevolution hat diese perfekte Ordnung entlarvt."

Ergebnis:
Man kann vorangegangene, inzwischen als überholt geltende Zahlenwerte rückblickend immer auf Messfehler oder inkompetente Untersuchende zurückführen. Aber eine Frage muss doch gestattet sein, auch wenn sie ketzerisch jegliche Konstante auf der Erde mit Zweifeln veredelt: Was wäre, wenn sich die Grundkonstanten a priori chaotisch verhalten würden??

Als Beweis für die Absurdität, Klimamodelle am Computer für die Zukunft herzustellen, mögen Infos geeignet sein, die beweisen, dass sich die Erde wohl doch nicht in toto erwärmt, sondern, so wie es immer war, partielle Erwärmungen der Erdoberfläche zu beobachten sind, wie auch ebensolche Abkühlungen. Heute Morgen, am Montag, dem 15.01.2007, befrage ich meine Neugier, wo man anfängt, das Neueste zum Klima zu erfahren. Ich beschließe, beim Hamburger Abendblatt anzufangen.

Auf der letzten Seite beeindruckt eine **Meldung von DPA über den „Kälteschock in Kalifornien. Frost bedroht Zitronenernte". Und weiter im Text: „Ganze Bundesstaaten sind wie in Eis getaucht....Es gibt Hinweise darauf, dass dieser Winter an die schlimmsten der vergangenen Jahrzehnte heranreicht."**
Ich frage mich: Wie kann das denn sein? Wir werden doch von allen Medien mit der CO_2-Hysterie überschwemmt, wonach wir einer Klimakatastrophe mit Überwärmung der Erde entgegengehen, wenn wir unser Benehmen bezüglich des Verbrauchs von Energie nicht umgehend und allumfassend verändern.
Weiter: Es beteiligt sich Peter Übersax aus Herrliberg an der Diskussion um den Wahrheitsgehalt des „Anthropogenen Klimawandels". Hier sein Beitrag: „Schon in der Vergangenheit gab es starke Klimaschwankungen. Fast alle Schweizer Seen sind Überreste gewaltiger Gletscher. Eine starke Erwärmung verwandelte sie in Seen. Weshalb? Waren daran die Millionen Autos schuld, die vor 10- oder 20tausend Jahren fuhren? Oder waren es einfach Natur- und kosmische Kräfte, die sich der Kontrolle der Menschheit entziehen?"

Albert Müller tritt in Erscheinung

Vor Jahren kursierte eine nette Geschichte, eine Persiflage auf die täglichen und endlosen Horrormeldungen der Wissenschaft bezüglich der ruinierten Umwelt und der Verträglichkeit von Essen und der dazu benötigten Nahrungsmittel. Ich fand diese Nachricht von Albert Müller zum Thema perfekt. Obwohl Müller kein Wissenschaftler ist, so haben seine Erkenntnisse Fundamente geliefert, die möglicherweise dazu beitragen, wissenschaftliche Erkenntnisse, besonders solche mit Schockwirkung, kritischer zu betrachten. Es dürfen auch Fragezeichen verwendet werden.
Und jetzt spricht Albert Müller:
„Wenn ich die vielen Meldungen aus der Wissenschaft darüber lese, was alles schädlich ist, müsste ich längst tot sein.

- Ich esse gern Äpfel. Aber amerikanische Forscher warnen: zuviel Formaldehyd drin, krebserregend.
- Ich trinke täglich sieben Tassen Kaffee. Mediziner behaupten, das führt zum Herzinfarkt.
- Ich nehme Süßstoff, weil ich nicht dick werden will. Die Hamburger Universität sagt, Süßstoff enthalte krebserregende Substanzen.
- Ich esse Eier und Butter. „Bloß nicht“, sagen Mediziner. Das viele Cholesterin verstopft die Adern.
- Kürzlich warnte das Berliner Bundesgesundheitsamt vor Zeitschriften- und Katalogpapier. Es enthalte hochgiftige Dioxine. Krebsgefahr. Ich arbeite im Postversand einer Telefonfirma und hab´ eigentlich den ganzen Tag hochgiftige Kataloge in den Händen.
- Ich bin allein und telefoniere gern und oft mit Bekannten. Baumediziner aus Rosenheim mahnen aber: Telefone enthalten die krebserregenden Stoffe Acrylnitrit, Butandin, Styrol.

- Ich trinke schon mal eine ganze Flasche Wein. Unmöglich, sagen Forscher. Wein enthält krebserregende Nitrosamine, macht die Leber kaputt, fördert Herzinfarkt.

Ich habe mal nachgerechnet. Wenn alle die Horrormeldungen über krankmachende Lebensmittel, über giftige Stoffe in unserer Umgebung stimmen würden, müsste ich schon seit 36 Jahren tot sein.
Aber ich lebe und fühle mich kerngesund. Ich werde jetzt 86 Jahre alt und war mein ganzes Leben nie ernsthaft krank. Ich geh´ noch täglich arbeiten und wenn ich in fünf Tagen meinen Geburtstag feiere, dann machen wir einen drauf. Am Morgen mit meinen Arbeitskollegen in der Firma, am Abend in einem schicken Restaurant mit meiner ganzen Familie und da gibt es dann viele hochgiftige, herrliche Sachen zu essen.

Übrigens: Ich habe eine Freundin in Südafrika. Irgendwann möchte ich sie mal besuchen – mit dem Flugzeug. Aber Fliegen ist doch auch ungesund, heißt es. Oder ist einfach nur das Lesen dieser vielen Horror-Meldungen ungesund?“

Das große Ziel der UNO nach mehr Einfluss und Macht unter Einsatz des bestmöglichen „gesellschaftlich relevanten“ Vehikels, des Treibhauses aus CO_2, wird vorangetrieben.

Dafür flossen kürzlich in die Studie des Weltklimarates, der im Auftrage der UNO tätig ist, die wissenschaftlichen Arbeiten von 2500 Klimaforschern. Sie werden von 450 Autoren und Vertretern von 125 Staaten in drei Berichten zusammengefasst. Darauf folgend werden im April und Mai 2007 die Vorschläge und Forderungen veröffentlich werden, wie der Untergang der Menschheit eventuell noch verhindert werden kann.

Unfehlbarkeit des IPCC

Das IPCC, die oberste Klimainstitution der Erde, gestützt durch und mit Sitz bei der UNO, ist unfehlbar und kann sich nicht irren. Dort sitzen die Unfehlbaren und basteln daran, wie man den Menschen unwiderruflich als Klimakiller ans Kreuz nageln kann. Erst dann, wenn die Hypothese des Treibhauseffektes von CO_2 so verbreitet und in immer neue Klima-Kommissionen, Klima-Ministerien, Klima-Behörden, Klima-Institutionen und Klima-Konstruktionen einbetoniert worden ist, so dass am besten jeder - Tag und Nacht - vom Klima hört bzw. was noch wirkungsvoller ist, vom Klima träumt, am effektivsten natürlich mit Alb-Träumen, dann sind die Menschen endlich dazu bereit, das zu akzeptieren, was von ganz oben als Heilmittel gegen die nahende Katastrophe verschrieben wird. Wozu dieses wiederum dient, braucht die Menschheit jetzt noch nicht zu wissen.
Wozu man Angst gebrauchen und missbrauchen kann, das erklärten wir ganz zu Anfang dieses Buches. Die Menschen werden so gefügig gemacht. Und: Je primitiver die Bildung ist, desto einfacher die Manipulation

A propos Bildung:
Dürfen wir mal eben unterbrechen und so nebenbei die Frage stellen: Wo ist PISA geblieben? Vor 2-3 Jahren schien PISA sich zu einer Bildungskatastrophe zu entwickeln. Gesteuert von den stets zu Katastrophenberichten bereiten Medien. Und heute? Was hat sich in der deutschen Bildung getan? Nichts. PISA war auch nur ein kleiner nationaler Ausrutscher einer mittleren Nation. Ein Kataströphchen. Das Thema ist gegessen und nicht mehr „relevant". Hingegen: Klima ist überall.

Zurück zum Klima: Nach Angstverbreitung beginnt nun die ganz oben geplante Politik zu greifen, was sich schon jetzt verfolgen lässt. Sie, die Politik, erstrebt nun, die Menschen durch entsprechende „gesellschaftlich relevante“ Gesetze auf verschiedenen Ebenen zu zwingen, entsprechend „einzukaufen“! Dies, nachdem sie vorher, wiederum durch entsprechende Gesetze oder Novellen, die Menschen zu dann automatisch folgenden Lebensumstellungen zwingt. Ergebnis dieser Gesetze und ihrer Ausführungsbestimmungen ist die Einleitung eines gigantischen Geschäftes, welches alle „gesellschaftlich relevanten“ Ebenen erreicht.

Dazu ist das Folgende geplant, wie AP und AFP kürzlich aus Berlin und Paris berichteten:
Als Reaktion auf die dramatischen UNO-Klimaprognosen haben sich zahlreiche Regierungen für die Gründung einer (weiteren) effizienten Umweltorganisation der Vereinten Nationen stark gemacht.
46 Länder, darunter auch Deutschland, stellten sich zum Abschluss einer zweitägigen Konferenz in Paris hinter die Initiative des französischen Staatspräsidenten, Jacques Chirac, die sich dafür einsetzt, das UNO-Umweltprogramm (UNEP) zu einer eigenständigen Organisation aufzuwerten.
Bundesumweltminister Sigmar Gabriel sagte: “Wir brauchen international schlagfertige und effektive Strukturen.“
Bei einer Konferenz im Frühling sollen die Bemühungen weiter verfolgt werden. Widerstand kam von den USA, Russland, China und Indien, welche befürchten, dass eine UNO-Umweltorganisation scharfe Regeln für Umweltschutz festlegen und ihre Einhaltung erzwingen könnte.

Und genau dies ist geplant, denn erst mit solchen Gesetzen kann die Exekution entsprechender Geschäfte starten

und die Menschenmassen zu entsprechenden Geldausgaben gezwungen werden.

Chirac beendete diese Konferenz mit einem Appell, der eine umfassende Mobilisierung der Menschenmassen gegen die globale Erwärmung zum Ziel hat.

Zwiegespräche am Kamin

Nehmen wir einmal an, dass an einem hässlichen Tage im Februar anno domini 2007, als die „umfassende Mobilisierung" der Menschenmassen zur Abwehr der in 13 Jahren stattfindenden Klimakatastrophe auf europäischer Ebene besprochen und beschlossen wurde, Folgendes geschah:

Der liebe Jacques, Président de la République Francaise, saß mit der lieben Angela, Bundeskanzlerin der Bundesrepublik Deutschland, im trauten Gespräch vor dem großen Kamin im kleinen Konferenzzimmer im ehrwürdigen Elysée-Palast in Paris.
Thema: Klima.
Beide hochmögenden, international bekannten und geachteten Persönlichkeiten des „Alten Europa" ordneten ihre auf Arbeit wartenden grauen Zellen, die wiederum danach in der Lage waren, folgendes Gespräch zu formulieren:

„Meine liebe Angela, es ist zu schön, dich mal wieder in trauter Zweisamkeit in diesem meinem Lieblingszimmer zur Betrachtung der Weltsituation zu sehen."
„Ja, mein lieber Jacques, es gibt wichtige Dinge zu besprechen."
„Sehr richtig, sehr richtig. Das Klima! Jeden Tag steigt der Wasserpegel. Was können wir nur tun?"
„Wir sind schon auf dem richtigen Wege, mein lieber Jacques."
„Ja, ja, Angela, aber wir müssen uns beeilen. Es sind nicht die 13 Jahre, die uns noch bleiben, die mir Sorgen machen. Das Tempo der zu verabschiedenden Gesetze besorgt mich. Es geht alles so langsam. Die Wahlen rücken wieder näher. Was sollen wir anbieten, um Wahlen zu gewinnen? Die Sozialtöpfe sind bei euch, wie bei uns leer. Neue Gesetze für

den Kampf gegen CO_2 würden bedeutende neue Einkünfte sichern. Aber wann fließen diese Milliarden für uns?"
Gedankenpause.
„Sag mal, Angela, du bist doch Physikerin. Was hältst du denn von der ganzen Klimageschichte?"
„Jacques, was redest du da?... Kann ich dir mal eine Frage stellen?"
„Nur zu, nur zu!"
„Ich möchte dir näher rücken. Ich kann nicht so laut reden. Wie bekomme ich meinen Sessel näher zu dir?"
Der Präsident ruft nach dem garçon und lässt Angelas Sessel dichter an seinen heranrücken.
„Nun, Angela, wo drückt dich der Schuh? Nur raus mit der Sprache."
„Jacqes, kann ich offen mit dir sprechen?"
„Angela, ich könnte dein Vater sein. Hab' Vertrauen zu mir."
„Jacques, ist dieses Zimmer hier abhörsicher?"
Monsieur le Président fällt hintenüber, wird aber rechtzeitig durch die grandiose Konstruktion seines Fauteuils abgefangen. Sein Entsetzen über Angelas Frage steht ihm ins Gesicht geschrieben.
„Angela, ich bin fassungslos. Nie könnte eine einzige Wanze in dieses Zimmer dringen. Angela, Frankreich ist Atommacht, ich bitte das nicht zu vergessen."
„Jacques, vergiss du nicht, was neulich im Oval Office entdeckt wurde?"
„Angela, vergleiche Washington nicht mit Paris. Hier herrscht Ordnung. Bush! Sieh ihn dir doch an! Chaotisch. Ich sage nur: IRAK."
„Dann will ich gern deine Frage beantworten, was ich von der Klimageschichte halte. Gar nichts. Wie auch du weißt, gibt es kein ´das Klima´. Es gibt ´das Wetter´. Wetter herrscht überall auf der Erde.

Und überall verschieden. Hier kalt, dort warm, hier nass, dort trocken. Und all diese Wetter-Geschehnisse für eine bestimmte größere Landschaft oder für ein Land, das ist sein Klima, das Klima dieses Landes.

Weißt du, Jacques, das mit dem Klima ist ähnlich wie mit der ´erneuerbaren Energie´. Da Energie nicht verloren gehen kann, kann Energie nicht erneuert werden. Das sind alles so die Schlagworte und Vereinfachungen, die wir in der Politik einfach benötigen, um für die teilbeschränkte Masse das durchsetzen zu können, was wir eben für „gesellschaftlich relevant“ halten. Jacques, stell dir vor, welche Möglichkeiten die Klimakatastrophe uns bietet. Denk nur daran, dass wir schon seit Monaten das leidige Thema Arbeitslosigkeit los sind. Keine Zeitung, kein Journal, keine Gewerkschaft kümmert sich derzeit um Arbeitslose. Und wie haben wir, auch ihr in Frankreich, unter diesem Thema gelitten. Nein, jetzt herrscht Klima und das ist prima. Mit Klima können wir als Nebeneffekt wahrscheinlich den Rest Arbeitslosigkeit loswerden.“

„Aber, wie willst du das denn anstellen?“

„Das Leben der Menschen könnte in ganz andere Richtungen verschoben werden mit unendlichen Möglichkeiten, das bisherige Leben total zu verändern. Häuser, alles Baumaterial dazu, Autos, Haushaltsgeräte neu konstruieren, alles um die Katastrophe noch zu verhindern. Jeglicher Schwertransport auf die Schiene. Alles gesetzlich. Und neue Arbeitsplätze in Massen.

Jacques, wir würden in die Geschichte eingehen. Und Steuerflüsse in Menge.“

„Und wo willst du denn das Geld herkriegen für neue Steuern und neue Plaketten? Die Leute haben doch kein Geld.“

„Die Leute kein Geld? Was meinst du denn, wofür wir in langen Bemühungen die Bankkonteneinsicht bei den Bürgern

für die „relevanten“ Behörden durchgesetzt haben? Bankgeheimnis? Das ist passée. Jedenfalls bei uns. Wir wissen genau, was das Volk insgesamt an liquiden Reserven hat.“
„Und was sagt die Menge dazu, das Volk?“
„Gar nichts. Die sind froh, dass wir etwas gegen die Klimakatastrophe unternehmen. Ist das nicht grandios? Und wir Deutschen sind die Verursacher. Ist das nicht genial?“
„Na, na, na Angela. Wer war das Genie?“
„Na, DER SPIEGEL. Kennst du doch. Das deutsche Wochenmagazin.“
„Bitte etwas präziser, Angela.“
„Na, DER SPIEGEL ließ doch am 11. August 1986 den Kölner Dom im Nordseewasser untergehen. Damit fing doch alles an. Erinnerst du dich, Jacques?“
„Ja, ja, wie hieß noch gleich der Chef vom SPIEGEL? Ich glaube, er hatte irgend etwas am Auge.“
„Der hieß Augstein. Rudolf Augstein. Journalist, Publizist und Verleger.“
„Richtig. Ich wusste, es war was mit Auge. Ja, ja, sehr weitsichtig, der Augstein. Stimmt. War ein Deutscher.“
„Ja, der Augstein ließ es zu, dass die Klimakatastrophe sich entwickelte. Wir sollten ihm posthum dankbar sein für seine politische Weitsichtigkeit.“
„Angela, hast du schon irgendwelche Ideen, wie man das alles beschleunigen könnte, das mit den Geldeingängen?“
„Na, hör mal, wir sind doch schon mitten drin. In großen Landeszentralen, z.B. in Stuttgart, wird schon kräftig vorbereitet. Das Sammeln geht in Kürze los. Gegen Feinstaub. Die Städte, in denen es zu viel staubt, dürfen abstauben. “
„Du meinst abkassieren?“
„Jawohl, dort läuft ein großer Test, ob die Menschen, und die Schwaben zählen zu den besten, die wir haben, auch willig spenden.“
„Spenden oder abkassieren?“

„Das läuft doch aufs Gleiche hinaus, Jacques. Wir verkaufen ihnen schöne Plaketten. Für fünf Euro das Stück. Und die müssen sie sich dann innen an die Windschutzscheibe kleben. Zu einer weiteren Identifizierung. Jeder, der ein Auto hat, das nicht gut riecht, kommt dran. Jeder muss an der Sammlung teilnehmen. Alles für den Krieg gegen CO_2."
„Ja, das hört sich gut an. Angela, ein Segen, dass wir schon so schöne Erfahrungen mit den Kataloniern gemacht haben."
„Du meinst sicher mit den Katalysatoren, Jacques?"
„Ja, ja, mit den teuren Dingern aus Platin. Aber mit Platin, das wird zu teuer auf die Dauer."
„Und deswegen verkaufen wir ihnen jetzt Plaketten aus Papier. Gute Idee. Kannst du dir schon mal merken."
Denkpause.
„Wichtig ist, mein lieber Jacques, dass man zuverlässige Mitarbeiter um sich hat. Dann ist die Arbeit gegen das störrische Volk, das einfach nicht kapieren will, was gut fürs Volk ist, nicht zu schwierig. „Gesellschaftlich relevant" nennt sich das jetzt."
„Ja, du hast gut reden. Du hast da den dicken Engel. Der ist nicht schlecht. Wie der da gegen Atom kämpft. Alle Achtung. Der Mann ist stabil."
„Engel und stabil; was redest du? Was oder wen meinst du?"
„Na, deinen dicken Engel. Den Erzengel. Wie heißt der doch gleich? Hilf mir mal auf die Sprünge."
Angela bricht in Lachen aus.
„Du meinst wohl Gabriel? Den Niedersachsen. Ja, das stimmt. Auf den ist Verlass. Der rückt kein Jota von seiner Feindschaft gegen Atom ab. Kann er auch nicht. Die SPD würde ihn grillen und die Grünen fressen ihn dann; frisch gegrillt."
„Ja, dann ist es aus mit dem Erzengel. Keine Chance für den Kanzlerposten. Ist mir auch lieber so. Einen Erzengel als Kanzler in Deutschland. Wäre mir nicht ganz geheuer. Dann

geht es ihm so wie der Königin der Nordlichter. Wird einfach abgewählt."
„Du meinst die Heide; Heide Simonis?"
„Genau, die meine ich. Mein Gott, tat die mir leid. Und immer noch mal abstimmen lassen. Und wieder in die Wicken. Und noch mal. Ja, hart ist der Beruf. Und wie sie da so arm am Mikrofon stand und in ihrer ganzen Verzweiflung fragte: Und was wird aus mir?"
Erneute Pause.
„Angela, pass gut auf dich auf."
„Keine Angst, Jacques. Ich bin Physikerin. Ich kenne das Klima."
Ja, so könnte die Unterhaltung zwischen den beiden Größen Europas gewesen sein, bevor beschlossen wurde, dass Europa beim Klimaschutz weiter vorangehen müsse und neue eigenständige Umweltorganisationen erhalten solle.

So trennten sich kurz darauf Angela Merkel und Jacqes Chirac. Beide in tiefe Nachdenklichkeit versunken, wie man das Klima möglichst schnell und gewinnbringend in neue Gesetzespakete über neue politische Institutionen zum Wohle der Völker „gesellschaftlich relevant" verpacken und verabschieden könnte.

Energieeinsparungen des Staates - Fehlanzeige

Wir dürfen nun aber auch einmal die Frage stellen, was denn große Energieverbraucher wie z.B. die sogenannten Körperschaften des Öffentlichen Rechts, die uns „verwalten“, von uns kassieren und uns in die Richtungen bewegen, die von ihnen als vorteilhaft (für wen?) ausgesucht wurden, selbst tun, um größtmögliche Sparsamkeit und Effizienz im Energieverbrauch vorzuleben?

Es sind dies alle die vom System bestellten und etablierten staatlichen oder halbstaatlichen Institutionen, denen wir Normalbürger zu gehorchen haben.
Sie alle sollten Vorbilder sein.
So auch im Energieverbrauch.
Ist dies an dem?
Sparen sie?
Wir werden sehen!

Der Staat strengt sich an; aber nicht sehr.

Was tut der Staat selbst, um sichtbar und messbar zu sparen? Nichts, denn die Schulden werden immer höher. Er klagt nur, man müsse bei der Schuldenlast an die nächste Generation denken. 1,5 Billionen Euro Schulden sind wahrscheinlich aus der Perspektive des Oberhauses so etwas wie peanuts. Jedenfalls ist diese Schuldensumme dem ehemaligen Kanzler Schröder zu unbedeutend, um in seinen Memoiren nur andeutungsweise erwähnt zu werden.
Dem Staat liegt das Sparen nicht. Könnte man davon ableiten, dass ihm das Sparen mit Energie, mit Kraftstoffen, mit CO_2 ebenfalls nicht liegt? Wir meinen, man kann. Denn aus welchem Grunde sollte ein Staat sparen? Ein Staat wird im-

mer satt. Und falls nicht, so werden neue Steuern eingeführt. Oder alte erhöht.
Stellen wir die Frage weniger provokant:
Was tut der Staat, das Land, die Stadt, um Energie zu sparen? Sichtbar nichts. Was könnte ohne Aufwand getan werden?

Beispiel 1:
Da das Auto, so wird behauptet, einer der großen Treibhausgasproduzenten, also ein Klimaschädling erster Klasse ist, muss mit seiner Nutzung gespart werden.
Die Öffentliche Hand bewegt sich, wenn sie ihre Dienstgebäude verlässt, zu einem erheblichen Teil per KFZ voran. All diese Menschen sollten ihre Dienststellung dazu nutzen, die staatlichen Institutionen zu bewegen, dass die Verkehrsampeln - Regulatoren des Verkehrs - so eingestellt werden, dass definitiv positive Ergebnisse beim Spritsparen erzielt werden. Wie das geht? Ganz einfach: Jede Ortschaft ordnet für sich an, ab wann morgens die Ampeln von Gelb-Blinken auf Normalbetrieb und ab wann sie abends auf Energiesparen, also auf Gelb-Blinken, umgeschaltet werden. So kann der Straßenverkehr insgesamt beschleunigt werden. Gleiches gilt für die Wiederbelebung der „Grünen Welle". Z.Zt., als die Grünen in diverse Landesparlamente einzogen, wurde die grüne Welle überall dort, wo Grüne regierten, abgeschafft. Zuzüglich wurden den Autofahrern, teilweise an gefährlichen Stellen, Hindernisse in den Weg gebaut. Alles angeblich zur Verkehrsberuhigung.

Beispiel 2:
Gleiches Thema, anderer Effekt:
Jeder Autofahrer weiß, dass jedes Auto beim Bremsen an der Ampel seine Bremsbeläge zu Feinstaub zerlegt. Jeder Autofahrer weiß, dass jedes Auto zum Anfahren, zum Beschleu-

nigen, nach jedem Stopp an der betreffenden Ampel die größte Menge an Sprit, die ein KFZ benötigt, konsumiert.
Bei neueren Autos kann man dies am Armaturenbrett auf dem relevanten Instrument ablesen.
Da alle Städte in Deutschland und nicht nur hier, sondern weltweit ihre Ampeln vom Dauerbetrieb – rot, gelb, grün – temporär und stets bei reduziertem Verkehrsaufkommen auf Gelb-Blinken umstellen könnten, kann täglich eine bedeutende Menge an Kraftstoff eingespart und somit, wenn es denn wirklich so wichtig ist, „Umweltgifte" minimiert werden.
Die Verkehrssteuerung per Ampel wird in einigen Nachbarländern bereits seit längerer Zeit durch Infrarot bewerkstelligt. Dies bewirkt, dass kein Fahrzeug an einer Ampel anhalten muss, an der kein Verkehr herrscht.

Ergebnis:
„Viel zu teuer" werden die Kommunen wahrscheinlich zu Vorschlägen unter Beispiel 1 und 2 sagen. „Was heißt zu teuer, wenn in 13 Jahren der endgültige Klimagau einsetzt", sollten die Klima-Ideologen antworten! Wo sind sie?

Beispiel 3:
Jeder der Deutschlands Autobahnen - sie wurden als Schnellstraßen für viel Geld gebaut - als Vielfahrer benutzt, kann ärgerliche Lieder über die ewigen Baustellen auf den Autobahnen singen. Die Wenigfahrer, welche die vielen ewigen Baustellen der deutschen Autobahnen nicht kennen und das eben Behauptete anzweifeln, können ja z.B. alle halbe Stunde beim Deutschlandfunk erforschen, wie viele Minuten es dauert, die Ansage über die kilometerlangen Staus auf deutschen Autobahnen abzuhören.
Keine ernst zu nehmende offizielle Stimme regt sich darüber auf, dass hier täglich Tausende von Tonnen CO_2 und der

dazugehörige Feinstaub zur Verstärkung des „Treibhauseffektes“ in die Luft gepustet werden.

Ergebnis:
Es hat den Anschein, dass das Spritsparen, der Umwelt zuliebe, doch nur ein Lippenbekenntnis derjenigen ist, die Anordnungen dafür erteilen können. Die Vorbildfunktion auszuüben, das liegt ihnen nicht.

Beispiel 4:
Da, wie oben ausgeführt, die Kassen leer sind und das Volk zum Sparen (nicht nur in der Währung Euro, sondern auch in der Währung CO_2) aufgerufen wurde, immerhin hat der Staat ja dafür gesorgt, dass jeder Arbeitnehmer in Deutschland nunmehr mit ca. € 40.000 verschuldet ist (1,5 Billionen durch 35 Millionen), konnte man annehmen, dass die (oben) in Berlin und / oder (oben) in Bonn sparsamen Fußes vorangehen. Nichts dergleichen. Die größten Karossen mit den voluminösesten Hubräumen sind gerade gut genug, unsere Volksvertreter zu bewegen. Manche, die ganz oder ziemlich weit oben sind, fahren sogar zwei dieser Vehikel. Und wenn sie den Spritverbrauch ihrer Autos einschränken wollen, dann fliegen sie eben und lassen das Auto per Chauffeur nachkommen. Selbst der Bundesumweltminister bewegt sich so voran. Nichts da mit Sprit oder CO_2 sparen, wegen des Klimas. Klima gibt´s nur für unten. Oben ist Klima kein Thema.
Wo bleibt denn z.B. das Wort der Kanzlerin, dass ab Ostern, also als Osterei fürs Volk, das 2-Liter-Auto als Dienstwagen angeordnet wird? Der dicke Altkanzler Kohl kann ja einen Sondersitz bekommen. Aber auch er muss 2-Liter fahren. Immerhin ist er an der gigantischen Staatsverschuldung mit schuldig. Und CO_2 hat er auch ausgeatmet!

Ergebnis:
Das 2-Liter-Auto könnte die Sympathiewerte der Politiker dramatisch ändern.

Beispiel 5: (Gehört auch hierher)
Vor vielen Jahren erreichten die Grünen ihr Entrée in die Politik durch den Glücksfall (für sie), dass ihnen ein Vehikel in Gestalt des „Atoms“ geliefert wurde, mit dessen Hilfe sie Mitläufer einsammeln konnten und zu einer richtigen Partei mutierten. Auch in diesem Fall gelang dies nur durch das alte Rezept, das wir in diesem Buch hier beschreiben und dessen sich Politiker immer wieder bedienen: Angst erzeugen und Süppchen kochen.
Das Medium, das den Grünen damals in den Schoß fiel, war die Atomenergie. Wir brauchen dies hier nicht wieder aufzuwärmen, denn die Entwicklung der Grünen wurde im 2. Akt des hier voranschreitenden kriminellen Dramas bereits erörtert.

Bekannt ist, dass Atomkraftwerke kein CO_2 produzieren, im Gegensatz zu allen anderen Kraftwerken. Trotzdem fordern die Grünen und die SPD, dass die Atomkraftwerke abgeschaltet und abgerissen werden sollen. Die atomkraftfeindliche Politik der Grünen kostete die Republik bis heute schätzungsweise 25-35 Milliarden EURO durch Abrisse gerade fertiggestellter oder nie in Betrieb gegangener Atomkraftwerke wie z.B. „Schneller Brüter“ in Kalkar, HTR in Uentrop, Mülheim-Kärlich, Endlagerstätten wie z.B. Gorleben, Hanau, Abbau von Forschungsanlagen etc.

Ergebnis:
Hier wurden aus parteipolitischen Erwägungen Unsummen des Volksvermögens vernichtet und diejenigen, die dies hät-

ten verhindern können, zeigten sich unfähig dazu. Sie regierten am Bedarf des Volkes vorbei.
Die Unkenntnis des Volkes über die Vorgänge in einem Atomkraftwerk gestattete den Grünen, sich mittels der Angstkeule zu vermehren und ihren unguten Einfluss in der Energiepolitik zu verbreitern.
Mit welchem Recht verlangen und erzwingen Politiker neue Abgaben zum Klima- und CO_2-Schutz, wenn sie nicht einmal in der Lage sind, die einzigen Energieproduzenten, die kein CO_2 produzieren, vor Stillegung und Abriss zu bewahren?

Welchen Wert hat die gesamte CO_2-Kampagne eigentlich unter solchen Voraussetzungen?
Der Staat verlangt für die Bekämpfung von CO_2 bedeutenden persönlichen und somit auch finanziellen Einsatz der Bürger, seiner Steuerzahler, und lässt es parallel geschehen, dass eine kleine Partei in Deutschland die CO_2-freien Energieerzeuger - nur zur Durchsetzung ihres Parteiprogramms - abschaltet.
Welch eine Scharade!

Ein Plan für CO_2

Wir kommen jetzt schon mal vorab zu einem Beispiel, das unsere Behauptung stützt, dass der ganze Klimarummel, den die einzige, entscheidende und oberste Behörde, die Kontrolle über das Objekt hat, nämlich die UNO, nur dazu dient, die Vorbereitungen für wirklich immense weltweite Geschäfte voranzutreiben.
Bei Ketzin in Brandenburg entsteht eine teure Anlage, die verflüssigtes CO_2 in die Tiefe der Erde einpresst. Insgesamt sollen so 60.000 Tonnen (á 1.000 kg) CO_2 versenkt werden.
Ähnliche Verfahren werden z.B. bei der Erdöl- und Erdgasgewinnung gegen den entsprechenden CO_2-Anfall angewandt.

Wie wir Ihnen schilderten, atmen alle Menschen auf der Erde pro Jahr 4,6 Milliarden Tonnen CO_2 aus. Bei allen Lebewesen liegt diese Zahl bei weiteren 10 Milliarden Tonnen. Das Pflanzenreich der Erde hingegen, und nicht nur dieses, sondern bedeutende Teile der gesamten Erde, produzieren laufend das Vielfache dieser Menge pro Jahr.
Die 60.000 Tonnen CO_2, die in Ketzin in die Tiefe der Erde versteckt werden sollen, haben von ihrer Menge her nicht den geringsten Einfluss auf die laufendende Erzeugung von CO_2 durch Lebewesen und Pflanzen. Es müssten ca. 75.000 solcher Fabriken auf der Erde gebaut werden, nur um den CO_2-Gehalt der Atemluft der Menschen unterirdisch zu lagern. Dies würde eine Investition in der Größenordnung von mehreren Billionen EURO bedeuten. Hier lernen Sie also kennen, mit welchen gigantischen Finanzierungssummen bei entsprechenden Gesetzen zu rechnen ist. Und diese Gesetze werden kommen, denn ohne sie lassen sich die „großen Geschäfte", welche die UNO einleiten will, bzw. einzufädeln hat, nicht realisieren.

Ein Ausflug per Auto

Das Auto ist seit Jahren in Deutschland das Ärgernis Nr. 1 für alle, die sich dem Umweltschutz in den entsprechenden Organisationen verschrieben haben. Periodisch wird immer wieder publiziert, dass der Spritverbrauch zu hoch ist, dass die Abgaswerte schlecht sind, dass das Benzin viel zu billig ist, dass die Katalysatoren verbessert werden müssen usw., usw. Bei all dem Gemeckere über das Auto, das KFZ, und dies seit Jahrzehnten, an dem sich die Grünen besonders lebendig beteiligten, ist es erstaunlich, dass es noch immer keinen Ersatz für diesen angeblichen „Umweltschädling" erster Klasse gibt.
Das Merkwürdige bei der seit Jahren andauernden permanenten Verteufelung des Kraftfahrzeuges ist doch, dass die Natur

offensichtlich ganz zufrieden mit und neben den vielen Autos lebt.
Da sind die Autobahnen Deutschlands, ehemals als Schnellstraßen mit sehr viel Geld konstruiert und gebaut. Wer zum KFZ eine neutrale Einstellung hat und vernünftig Auto fährt, hat neben der Bedienung seines Steuerrades noch immer Zeit genug, sich mit der Natur, die ihn umgibt, zu befassen. Da liegt nichts näher, als sich einmal oder meinetwegen auch öfters oder sogar sehr oft die unmittelbare Einwirkung der Autos und speziell der Kohlendioxidschäden, welche die Motoren der Autos angeblich verursachen, anzusehen.
Man kann stundenlang, tagelang viel Zeit aufwenden, um alles an den und unmittelbar um die Autobahnen herum wachsenden Pflanzen zu studieren, was, je nach persönlichem Interesse an Mutter Natur, einen davon abhält, einzuschlafen. Da ist z. B. der Mittelstreifen zwischen den beiden Fahrspuren. Nicht sehr breit, aber immerhin so breit, dass er „begrünt" ist und auch häufig verschönen ihn niedrige oder auch höhere Hecken aus Weiß- oder Rotdorn oder anderen geeigneten Gewächsen, die nachts die entgegenkommenden Scheinwerfer der Autos auf der anderen Autobahnspur abblenden.
Dann kommt rechts neben den Fahrbahnen, also wo das definitive Ende der Fahr- und Haltespur anfängt, ebenfalls ein Grünstreifen, Buschwerk oder auch der unmittelbare Übergang zu Wald oder Wiese. Tag und Nacht, Woche für Woche und endlich auch Jahre und selbst Jahrzehnte haben all diese Pflanzen an und um die Autobahnen herum die äußerst ungemütliche Situation überstehen müssen, mit den widerlich stinkenden Autos fertig zu werden und nicht einzugehen. Tatsächlich, sie sind nicht an Kohlendioxidvergiftung kaputt gegangen. Sie haben kein abgestorbenes braunes Laubwerk hinterlassen, das jedes zweite, dritte oder zehnte Jahr durch

endlose Gärtnerkolonnen an gesperrten Autobahnen hätte erneuert werden müssen. Nein, all dieses ereignete sich nicht. Wo ist denn aber dann der Schaden für die Natur? Die Pflanzen jedenfalls können sich glücklich preisen, dass ihnen genug CO_2 angeboten wird, denn: Ohne CO_2 kein Pflanzenwuchs auf dieser Erde. Nichts da.

Nun könnten aber diejenigen, die gegen meine Ausführungen anstinken wollen und das werden sie tun, denn sie sind Ideologen und solche sind verliebt und verbohrt in ihre Religion, diese Sturköpfe also könnten sagen: "Das CO_2 ist ja gar nicht mehr hier unten in der Nähe der Autobahnen, das ist längst oben, weit oben in der Atmosphäre, wo es das CO_2-Treibhaus bildet, wie jeder weiß und wie Sie es in jeder Zeitung jeden Tag lesen können."

Gewiss wird jeder der linientreuen Klimafanatiker zu dem hier beschriebenen Ist-Zustand der Autobahnen irgendeinen relativierenden Einwand vorbringen. Vielleicht etwa folgenden. "Das kann man so nicht sehen. Es gibt Spätfolgen, die noch nicht genau untersucht wurden, aber es zeichnet sich jetzt schon ab, dass Straßendecken ungeheuer unter dem Einfluss von CO_2 leiden, und alles deutet darauf hin, dass sich der benötigte Asphalt in den Straßendecken auflöst und ein neues, möglicherweise noch unbekanntes Umweltgift größerer Menge produziert wird."

Ich selbst bin mir durch jahrelange Benutzung europäischer Autobahnen und anderer Straßen fast sicher, dass den Pflanzen in unmittelbarer Nähe der Autobahnen das Kohlendioxid und die Stickstoffe der Autos recht gut bekommen.

Den Beweis aber, dass sich die Naturereignisse nicht entgegengesetzt zu meiner persönlichen Ansicht, wie eben beschrieben, abspielen, ist doch die Tatsache, dass sich die Medien noch nicht über die pflanzlich abgetöteten Autobahnen hermachten und behaupteten, dass deren natürliches Make up, ihre Begrünung, durch CO_2 verbrannt, zerstört und

verhindert wird. Natürlich immer unter Hinweis, dass sich jeder Verkehrsteilnehmer von der zerstörerischen Wirkung der Autoabgase auf die Autobahnbegrünung täglich überzeugen kann, und zwar durch die ewigen Aktivitäten der Landschaftsgärtner an und auf den Fahrspuren, was im Übrigen zu den dauernden Staus auf diesen Schnellstraßen geführt hätte.
Und was sagt der Bundespräsident zum Thema Auto?
Dpa-AFX berichten am 28.02.07 dazu:
In der Debatte um den Klimaschutz hat Bundespräsident Horst Köhler der deutschen Autoindustrie Versäumnisse vorgeworfen. In einem vorab veröffentlichten Interview der Wochenzeitung 'Die Zeit' sagte Köhler, es stehe trotz aller großen Erfolge der Automobilindustrie fest, dass sie mit Blick auf die ökologische Entwicklung dieser Erde kein Ruhmesblatt geschrieben hat. Die Industrie müsse sich die Frage gefallen lassen, was man davon halten solle, dass sie Selbstverpflichtungen eingehe und dann wiederholt nicht erfülle. Die Autoindustrie wies die Vorwürfe zurück und kündigte einen Brief an den Bundespräsidenten an.
Na ja, was soll Köhler schon sagen? Nimmt er überhaupt keine Stellung zum Mode-Thema Klima, wird er von den üblichen Heckenschützen angeschossen.
Alles kann der Bundespräsident tun und lassen, aber er kann sich nie gegen die „gesellschaftlich relevanten" Entwicklungen stellen. Und Klima ist derzeit nun mal in.
Ich empfehle auch Ihnen, bezüglich der Behauptung, dass CO_2 ein Umweltgift sei, welches die Klimakatastrophe hervorruft, äußerst kritisch zu sein.

Selbst was 10.000 Forscher behaupten, muss nicht stimmen. Auch sie könnten einer gesteuerten oder auch ungewollten Massensuggestion zum Opfer gefallen sein, wobei es bezüglich CO_2 mehr nach der ersten Möglichkeit aussieht. Denn diese Möglichkeit ist gezielt geadelt worden zur „Gesellschaftlichen Relevanz.“

Das Geschäft der Medien Fehlinformationen

oder: Wie man ein Geschäft trotz absichtlicher Fehlinformationen der Käufer mit Erfolg inszenieren kann

Da das Thema Klima eben derzeit DAS Thema ist, befassen sich alle Medien mit ihm. Auch hier gilt, wie immer, je gruseliger der Aufmacher ist, desto größer die Auflage. Bei der entsprechenden Berichterstattung wird oft nicht unterschieden zwischen Dichtung und Wahrheit. Die Wahrheit zu finden und zu berichten ist dann besonders schwierig, wenn das Objekt, über das berichtet wird, bereits von der Wissenschaft nicht eindeutig identifiziert werden konnte. Und das ist, wie wir hier bereits seit vielen Seiten berichten, der Fall, denn:
Der „anthropogene Treibhauseffekt" weist, wie sein Name bereits sagt, den Treibhauseffekt den Menschen als Verursacher zu. Andererseits spricht der jüngste Klimaschutzbericht des IPCC nur von „sehr wahrscheinlich". Sehr wahrscheinlich sollte nicht für ein Urteil reichen.
„In dubio pro reo", so war es doch (fast) bislang; oder?

Beispiel 1:

Wenn ein Nachrichtensprecher im Fernsehen vor einem großen Publikum verkündet, dass der Ausstoß von Milliarden Kilogramm an CO_2 eingespart werden könnte, sofern in Haushalten die Beleuchtung auf ein Minimum reduziert würde, so trifft dies sachlich wohl zu. Nur, die angekündigten **Milliarden Kilogramm** spielen im CO_2-Haushalt der Erde überhaupt keine Rolle. Beim CO_2-Haushalt der Erde geht es um **Milliarden Tonnen** (eine Tonne = 1.000 kg). Kleinste Maßeinheiten für unbedeutende Werte einzusetzen, bringt natürlich entsprechendes Volumen.

Wenn meine Frau mich demnächst zum Mülleimer scheucht, werde ich ablehnen unter Hinweis auf die irre Entfernung von Tausenden von Millimetern dorthin oder noch besser, Milliarden von My resp. Mikron.

Beispiel 2:

Wenn im Fernsehen, derzeit täglich, Aufnahmen von Kraftwerken gezeigt werden, bei denen die Kühltürme dicht nebeneinander stehen und große Mengen an Wolken aus Wasserdampf abgeben und parallel dazu die Fernsehzuschauer vom Kommentator an die kommende Klimakatastrophe durch CO_2 erinnert werden, so erweckt die entsprechende Aufnahme der Kühltürme den Eindruck: Alles CO_2; denn die Masse der Zuschauer weiß gar nicht, was da aus den Kühltürmen rauskommt. Und das ist gewollt.

Beispiel 3:

Ein Jumbo, eine vierstrahlige Boeing 747, wird in einer großen Tageszeitung, die Millionen von Menschen lesen, abgebildet. Sie fliegt in 10 km Höhe und produziert dicke, lange Kondensstreifen. Kommentar der Zeitung: „Aus Kondenswolken entstehen Cirruswolken. Sie reduzieren die von der Erde ausgehende Infrarotstrahlung. Dies hat einen wärmenden Effekt, der nur tagsüber durch die erhöhte Reflexion des einstrahlenden Sonnenlichts – je nach Wetterlage – ausgeglichen werden kann."
Diese Meldung reflektiert offensichtlich den „anthropogenen Treibhauseffekt". Eine solche Meldung in der Zeitung ist wiederum irreführend, da Kondensstreifen am Himmel äußerst kurzlebig sind. Die negative Beeinflussung hingegen ist gewollt.

Die Zeiten, da Kondensstreifen von Flugzeugen wirklich einen zusammenhängenden Cirrus einen cirro-stratus erzeug-

ten, nämlich ein Bomberstrom von 800 4-motorigen Fliegenden Festungen mit nochmals einem Jagdschutz von weiteren 500 Flugzeugen gab es nur von 1941 bis 1945.
Eigenartigerweise war es in den Kriegsjahren aber nicht zu warm, trotz Feuerstürmen der abgefackelten europäischen Städte, der immensen weltweiten Kriegsgüterproduktion mit entsprechendem Energieverbrauch von Kohle usw., sondern im Gegenteil: Diese Jahre lagen mit ihren Temperaturen weit unter dem Durchschnitt.

Beispiel 4:

Der Focus macht in Nr. 15 / 2007 auf S. 165 unten auf eine 100-Minuten Dokumentation für Samstag, 14.4.2007, 21.45 Uhr aufmerksam. Der Aufhänger dieser Info ist der letzte Satz. Nicht nur, dass 100.000e dies lesen, es sind möglicherweise Millionen die sich die propagierte Schau im TV nun ansehen. Denn dieser kleine letzte Satz hat es in sich. Wir zitieren: „...und wie ein Leben ohne CO_2 – Ausstoß aussehen könnte.“
Wir gehen davon aus, dass die Masse der Menschen keine Ahnung hat, dass bei jedem Ausatmen 4% CO_2 ausgeschieden werden. **Die Menschenmasse weiß weiterhin nicht, dass ohne CO_2 kein Leben auf Erden möglich ist. Weder für Mensch, Tier noch Pflanze.** Die Menschenmasse weiß bislang nur durch Trommeln der Medien, dass CO_2 dabei ist, die Erde mit einer Klimakatastrophe heimzusuchen. Anstatt die Menschen aufzuklären, dass ein Leben ohne CO_2 auf Erden nicht möglich ist, wird hier massenwirksam suggeriert, dass eben dies möglich ist. Dies ist ein klassischer Fall von gesteuerter Fehlinformation.
Die hieraus resultierende Frage ist: Wofür?
Die einfache und logische Replik darauf: Fürs Geschäft.
Hier wird Reklame für eine TV-Schau gemacht und gehofft, dass die Einschaltquote möglichst hoch ist. Das gleiche will

oder wollte Al Gore mit seinem Panikfilm über die kommende Klimakatastrophe erreichen, was ihm übrigens gelang. Wofür: Antwort wie vor: Fürs Geschäft.
Können Sie sich nun endlich auch vorstellen, weswegen der ganze weltweite Rummel wegen kommender Klimakatastrophe inszeniert wurde? Können Sie?
Wegen des Geschäftes. Wir sind weit davon entfernt, dem Focus einen Tadel zu erteilen. Der Focus dokumentierte nur seine Geschäftstüchtigkeit.

Beispiel 5:

Eine Hamburger Tageszeitung berichtet am 1. Februar 2007 auf S. 3 über die Arbeit des Hamburger Max-Planck-Institutes:
„...Arbeitsgruppe Nummer drei befasst sich mit dem Klimaschutz, also der **Reduktion der Treibhausgase** und der Vergrößerung der sogenannten Senken von Kohlendioxid (CO_2)..."
Diese Information ist insofern falsch, als alle dem IPCC zuarbeitenden Institute sich **nicht** mit der Reduktion von **den** Treibhausgasen beschäftigen, sondern nur mit einigen, nicht mit allen. Nämlich nur mit denjenigen, auf die der Mensch angeblich Einfluss hat. Zu den Treibhausgasen zählt auch der Wasserdampf, der bei weitem den Hauptanteil der in der Luft enthaltenen Treibhausgase ausmacht.
Wasserdampf ist das wichtigste Treibhausgas der Atmosphäre, da es in einem breiten Wellenlängenbereich langwellige Strahlung absorbieren kann. Trotzdem wird der Wasserdampf bei der Berechnung aller Klimamodelle total unterschlagen. Man will ihn nicht dabei haben.
Die Klimamodellierer interessiert nur der Nachweis der Schuld des Menschen, nicht die Wahrheit von Wasserdampf, Sonne, Wolkenbildung etc.

Das Bedrückende ist:
Jeder kann nachrechnen, was hier gespielt wird. Aber niemand rechnet. So leicht ist der Mensch zu hintergehen.
Wir wiederholen: Die Luft enthält 6 „wichtige" Treibhausgase, die bei der Existenz einer Treibhausschicht um die Erde, wenn es diese denn überhaupt gibt, beteiligt sind. Dazu gehört, mengenmäßig und prozentual am wichtigsten, auch der Wasserdampf, der durch Verdunsten von Wasser auf der Erdoberfläche oder dem Meer entsteht. Da CO_2 aber nur mit dem winzigen Anteil von 0,03% an der Zusammensetzung der Atmosphäre beteiligt ist, fällt es unangenehm auf, dass der Wasserdampf - unsichtbar oder sichtbar in Form von Wolken - bei den Untersuchungen des IPCC und seiner Klimaexperten überhaupt keine Erwähnung findet. Wasserdampf und Wolken haben also keinen Einfluss auf das Wetter bzw. auf das Klima.

Und?
Täglich verdunsten vom Mittelmeer ca. 100 Kubikkilometer Wasser, das sind 100 Millionen Tonnen á 1.000 Kilogramm, die durch die Straße von Gibraltar aus dem Atlantik mit einer Geschwindigkeit von 5-7 Knoten ins Mittelmeer strömen und nachgefüllt werden müssen, sonst ist das Mittelmeer bald ausgetrocknet. Und die verdunstende Wassermenge des Mittelmeers ist winzig im Verhältnis zu den aktuellen Verdunstungsmengen von Wasser durch die Ozeane. Und da ist kein SPIEGEL, kein Stern, kein Focus, keine Welt, kein Newsweek oder Dagens Nyheter, die diese Ungeheuerlichkeit kommentieren. Stellen Sie sich vor, dies alles wird total unterschlagen. Und die Masse der Menschen glaubt das. Es ist unerhört und deprimierend.

Und alles ist noch viel schlimmer, denn: Der Einfluss der Sonne aufs Klima wird nicht nur unterschlagen, sondern auch negiert. Großartige Welt mit großartiger Informatik. Und warum die Liebe zum CO_2? Da kann man den Menschen dran aufhängen. Denn CO_2 geht auf sein Konto. Wird behauptet. Definitiv aber nur mit einer nur schätzbaren, aber nicht mehr akkurat messbaren Menge. Wie zu Anfang des Buches gesagt:
Wenn hier exorbitante Veränderungen der Lebensgewohnheiten des Menschen zur Erzielung riesiger Geschäfte mit entsprechender Gewinnmaximierung angestrebt werden, so geht dies am einfachsten, wie bereits in Jahrhunderten erprobt, indem man einen Popanz schafft, als Schuldigen den Menschen hinstellt und ihm nun zur Aufgabe macht, den angeblich von ihm erzeugten Misthaufen zu beseitigen. Aber nicht mehr mit Hacke und Schaufel. Nein, nein, mit ganz neuen und richtig schön teuren Verfahren.
Im letzten Kapitel werden Sie vertraut gemacht mit den angestrebten Geschäften und ihren Abmessungen.
Der Untertitel dieses Buches „Das gigantischste Betrugswerk der Neuzeit" kann deswegen auch nicht geändert werden.

Geld regiert die Welt, nicht wahr? Das findet die UNO bzw. die ihr assoziierten Klimainstitutionen sicherlich auch.
Von den Ehrlichen, die zugeben, dass man das Klima mittel- bis langfristig eben nicht voraussagen kann, gefällt mir das Statement des Hurrikanforschers Prof. Dr. William Gray. Deswegen wurde es auch schon erwähnt. Es macht Sinn.
„Unsere Vorhersagen für die Hurrikan-Saison 2006 haben nicht gestimmt. Allein die Vorhersage für August war eine einzige Pleite", gibt William Gray zu. **Der Klima- und Hurrikanforscher von der Colorado State Universität** hatte für Juni bis November neun Wirbelstürme vorhergesagt. Auch das nationale Hurrikan-Zentrum in Miami lag mit der

Prognose von neun bis zehn Hurrikans schwer daneben. Nicht ein einziger richtiger Hurrikan erreichte 2006 das Festland.

Das IPCC mit seinen Computer-Klima-Modellen ist jedoch in Kreisen echter Wissenschaftler nicht so unumstritten, wie die Berichterstattung dieses in Deutschland darzustellen versucht.
Denn: Nicht alle Klimaforscher stehen zu den Klimamodellen des IPCC.

60 kanadische Wissenschaftler berichten

Sie schrieben im April 2006 einen Brief an Kanadas Premierminister mit der Aufforderung, Kanadas Politik bezüglich des Kyoto-Protokolls zu revidieren. Andernfalls müsse damit gerechnet werden, dass viele der Milliarden Dollar, die für die Einführung der Forderungen des Kyoto-Protokolls ausgegeben wurden, verschwendet sind.
Und weiter: Beobachtete Beweise unterstützen die derzeitigen Computer-Klima-Modelle nicht. Deshalb gibt es wenig Gründe, Modell-Vorhersagen der Zukunft zu trauen. Das Weltklima wechselt dauernd aus natürlichen Gründen und der menschliche Einfluss bleibt immer noch unmöglich, im Unterschied zu dem primitiven Geschrei. Es ist mal gerade 30 Jahre her, dass viele der heutigen Warner der Erderwärmung uns erzählten, dass die Welt sich inmitten einer globalen Abkühlungs-Katastrophe befände.

Was ist eigentlich CO_2?

Sehen Sie, hier ist der Knackpunkt. Kaum jemand weiß die Antwort. So kann man, wenn man „ein Jemand" ist, Behauptungen aufstellen, die Angst machen.
Die chemische Verbindung CO_2 ist das Ergebnis der Freundschaft von 2 Atomen Sauerstoff (O), die sich mit einem A-tom Kohlenstoff (C) zusammengetan haben und nunmehr als Einheit - diese muss nicht auf Ewigkeit bestehen bleiben – ein Molekül bilden.
Diese neue Einheit, das neue Molekül, was wir soeben zusammengesetzt und geboren haben, nennt sich nun Kohlendioxid oder auch, seiner Zusammensetzung entsprechend, CO_2.

Nun wissen Sie endlich, weswegen CO_2 CO_2 heißt. Da die Wissenschaftler der Physik und der Chemie aber keine Ruhe gaben, wollten sie wissen, wie viel wiegt denn so ein Molekül CO_2.
So kreierten sie das Molekulargewicht. Dasjenige von CO_2 richtet sich zwangsweise - Sie ahnen es schon - wiederum nach dem Gewicht der Atome C und O. Das Molekulargewicht entspricht also dem Gewicht der Atome aus dem sich ein Molekül zusammensetzt. Dies alles steht, wie bereits erwähnt, seit endloser Zeit fest. Es steht weiter seit endloser Zeit fest, dass die allermeisten Menschen keinerlei oder nur allergeringste Basiskenntnisse über die simpelsten physikalischen und / oder chemischen Vorgänge täglicher Art um uns herum haben. Dies ist bedauerlich, aber als Fakt zu akzeptieren.

Aus dieser Unwissenheit der Allgemeinheit können wiederum diejenigen, die dieses wissen, Nutzen ziehen, indem sie nunmehr in der Lage sind, den Unwissenden einen „Bären" aufzubinden. Dieses nun machen die angeblichen Klimaforscher, indem sie behaupten, dass in einer der höheren Luftschichten der Erde, vielleicht innerhalb der Stratosphäre, eine Schicht aus Treibhausgasen, also auch CO_2, vorhanden ist, die verhindert, dass der Überschuss der durch die Sonne auf die Erde abgegebenen Wärme ins All, ins Universum, reflektiert und also abgegeben werden kann. Wenn ja, dann würde es auf der Erde sehr kalt werden. Parallel dazu wird postuliert, dass ein CO_2-Anstieg in der Zusammensetzung dieser Spurengase dazu führt, dass zu wenig Wärme von der Erdoberfläche in den Weltraum abgestrahlt wird, wodurch sich die Atmosphäre aufheizt. Dieses Klimamodell erscheint außerordentlich kompliziert, weswegen wir in die Details dieser dubiosen Konstruktion auch gar nicht erst einsteigen wollen.

Diese angebliche runde Hülle um die Erde aus CO_2 und anderen unmessbar winzigen Anteilen anderer Spurengase bezeichnen sie als CO_2-Treibhaus. So weit, so gut.
Nein, nein, wir sind noch nicht fertig. Wir lernten soeben, dass CO_2 ein Molekül ist, und wir lernten, was das Wort Molekulargewicht bedeutet. Bei richtiger Berechnung können wir nun exakt feststellen, wie schwer CO_2 ist. Das ist großartig, nicht wahr?.
Das Gewicht von CO_2 ergibt sich, wie erwähnt, aus der Verbindung von 2 Atomen Sauerstoff mit einem Kohlenstoffatom. So ist also logischerweise CO_2 schwerer als Luft und kann keine stabile Gashülle, eine Art Treibhaus innerhalb der Atmosphäre, um die Erde herum anlagern.

Die Wahrheit

Wenn Sie sich in diesem Buch bis hierher vorgearbeitet haben, sollten Sie weder die Flinte ins Korn noch das Buch in die Ecke werfen. In allerkürzester Zeit werden Sie jetzt kennen lernen und sodann wissen, dass die „Klimakatastrophe" ein ganz schöner Schwindel ist. Warum dieser Schwindel inszeniert wurde und wem er nützt, das erfahren Sie erst am Ende des Buches, im letzten Akt. Tut mir leid. Eher geht nicht. Erst die unangenehme Vollkost, dann den Himbeer-Joghurt.

Wer ernannte den Menschen zum Klimakiller?

Die Beförderung des Menschen auf die Anklagebank als „Klimakiller“ geschah nicht durch „freie Wissenschaftler“ - nennen wir sie echte Wissenschaftler - sondern durch Pseudowissenschaftler, die den „gesellschaftlich relevanten“ Wissenschaften dienen. Bezüglich der Fixierung anzustrebender Ergebnisse daraufhin, dass der Mensch der Bösewicht sei, genügten bisherige wissenschaftliche Instrumente nicht: Dazu war es nötig, jede Menge neuer Disziplinen für das benötigte Heer neuer Forscher zu erfinden. Diese neuen Disziplinen mussten ihre „gesellschaftliche Relevanz“ vor der Öffentlichkeit sichtbar machen. Sie erhielten also alle zunächst einmal den Vornamen „Umwelt“.
Mittels nachgestellter Namensteile ergaben sich so innerhalb relativ kurzer Zeit folgende neuen Forschungsfelder:
Umweltmeteorologie, Umweltmedizin, Umweltbiologie, Umweltchemie, Umweltpolitik, Umweltphysik, usw.
All diese neuen Forschungsgebiete, das Klima betreffend, sollen durch ihre möglichst übereinstimmenden Ergebnisse, die nach moderner wissenschaftlicher Arbeit „im Konsens“ offeriert werden (früher waren wissenschaftliche Erkenntnisse Arbeiten von Einzelpersonen), dazu dienen (wie bereits diverse Male erwähnt),

a den Menschen als Klimakiller durch „Missbrauch“ von CO_2 zu entlarven
b Gesetze (mit weltweiter Wirkung) zu verabschieden, die als Resultat große Geschäfte ermöglichen. Dies gelingt offensichtlich, trotz folgender Fakten:
c Von der jährlich in die Atmosphäre gelangenden CO_2-Menge werden nur 3% durch den Menschen verursacht. Die restlichen 97% werden durch die Natur produziert.
d Das Intergovernmental Panel on Climate Change (IPCC) versteht sich als oberste wissenschaftliche Instanz der

UNO in Fragen der Klimaforschung der Vereinten Nationen. Alle Daten von dieser Organisation werden als gültig angesehen, ohne nachzufragen.

e Das IPCC der UNO behauptet, Klimaforscher gingen davon aus, dass sich die durchschnittliche Temperatur auf der Erde bis 2100 um 1,4 bis 5,8 Grad erhöht.

Was für ein großartiges und zuverlässiges wissenschaftliches Ergebnis, das um 300% schwankt

Wenn die Wissenschaftler, die die aerodynamischen Strömungsverhältnisse an Flügel und Rumpf des neuen Airbus 380 gemessen und fixiert haben, den Piloten in ihr Pflichtenheft eine Landegeschwindigkeit von 200 – 600 km/h, also in einer Bandbreite von 300%, als empfehlenswert vorschreiben würden, so würde dieses Flugzeug nie seine Zulassung bekommen.
Was meinen Sie als kritischer Bürger dazu?

Sind dies ernst zu nehmende wissenschaftliche Erkenntnisse oder wird hier im Kaffeesatz gerührt?

Alle Argumente und Zweifel von verantwortungsbewussten Klimaforschern, welche den anthropogenen Treibhauseffekt in Frage stellen, da er zu wenig bewiesen ist, werden totgeschwiegen.
Professor Mike Hulme, Direktor des Tyndall Centre for Climate Change Research weist darauf hin, dass „militante Grüne und Sensationsjournalisten Chaos und Katastrophe bewusst als Waffen einsetzen, mit denen man die Gesellschaft in penetranter Weise zu einer Verhaltensänderung zwingen will.“

Alternative Energien

Bio-Kraftstoffe sind ein derzeitiger Renner in dem Hype, unbedingt laute Erfolge gegen die „Klimakatastrophe“ vorzuzeigen. Jedes Wort, bei dem das Adjektiv „Bio“ erkennbar ist, ist förderungswürdig. Und das nicht erst seit gestern. Ölpalme, Zuckerrohr und auch Soja werden großflächig in industriellen „Monokulturen“ angebaut. Um diese Flächen für die äußerst gewinnbringenden und geförderten Produkte bereitzustellen, werden in den Tropenländern, besonders in Indonesien, Malaysia, Ekuador und Brasilien riesige Regenwälder großflächig gerodet und auch abgebrannt. Bedeutende Mengen an CO_2 werden freigesetzt. Gleichzeitig wird so dafür gesorgt, dass die größten natürlichen Konsumenten von CO_2, die Bäume, als CO_2-Vernichter und Sauerstoffproduzenten ausfallen. Aber weit und breit ist keine der großen Umweltbehörden da, die unter Einsatz aller verfügbaren Mittel Alarm schlägt.

Ähnlich verläuft weiterer Wahnsinn: Der Mais aus Mexiko und Zucker aus Europa und Mittelamerika wird dazu verwendet, Ethanol (Auto-Kraftstoff) und verwandte Produkte herzustellen unter Hintanstellung der Notwendigkeit, die immer noch überwiegend hungernde Weltbevölkerung preisgünstig mit Lebensmitteln zu versorgen. Anders ausgedrückt: Hier wird, um vordergründig den CO_2-Ausstoß von Kraftwerken bei der Verbrennung von Primärindustrie zu reduzieren, im daraus folgenden Effekt des Entzugs von Nahrungsmitteln den Menschen demnächst gesagt: Ihr verhungert besser, als dass ihr an CO_2 sterbt.

Erst kommt also das Klima dran, dann der Mensch.

Wolfgang Thüne schreibt zum „Make Up“ der Wissenschaftler zum Thema Klima:

„Doch am wenigsten vorbereitet ist der Laie auf die Tatsache, dass uns über die Medien „Wissenschaftler“ nach Strich und Faden belügen. Um bei der Lüge nicht ertappt zu werden, gehen die „Klimaexperten“ ganz bewusst auf keinen Einwand ein, sondern wiederholen über die Medien geradezu gebetsmühlenartig ihre wohlbekannten Phrasen.

Die Lüge vom Treibhauseffekt ist eine gekonnte Lüge, die Jahr für Jahr einen gigantischen „Klimazirkus“ in Bewegung setzt.“

9 Beispiele zur Widerlegung der Behauptung der Existenz des CO_2-Treibhauses

Diese Beispiele stützen die Wahrscheinlichkeit, dass die Arbeit der Klimawissenschaft, so, wie sie durch das IPCC akzeptiert, toleriert und goutiert wird, lediglich den gemeinsamen Bemühungen dient, den Menschen unbedingt als CO_2 – Sünder ans Kreuz zu schlagen.

Beipiel 1:

Der Wind , der Wind, das himmlische Kind

Die gesamte Lügengeschichte, die sich um die Klimakatastrophe rankt, basiert auf 2 Behauptungen, die nur zusammen wirken und zusammen den angestrebten Effekt erzielen können. Wir wiederholen:

1. Die Behauptung eines schwedischen Forschers wurde reaktiviert. Er erfand vor über 100 Jahren den „anthropogenen Treibhauseffekt“. Er konstruierte in einer unproduktiven Stunde die Behauptung, dass um die Erde herum, in einer bestimmten Höhe (sechs Kilometer), eine Schicht aus Spurengasen zu finden sei.
2. Er und andere behaupteten weiter: Das Gas CO_2 habe den Hauptanteil an diesem Gasgemisch. Die Schicht dieser Gase um die Erde herum bewirke einen Treibhauseffekt. Dieser Treibhauseffekt sei Verursacher, dass es laufend wärmer auf der Erde würde. Menschen seien schuldig am entstehen des CO_2-Gehaltes dieser Schicht.

Den an diesen beiden Postulaten beteiligten Forschern mag ihre Fehlprognose verziehen werden, denn sie konnten damals noch nicht fliegen und hatten somit keine Ahnung, was sich in 6 km Höhe, dort wo sie ihr Treibhaus installierten, für turbulente meteorologische Verhältnisse herrschen.

Bevor wir beweisen, dass diese eben angeführten Behauptungen - von den Auswirkungen her - so ziemlich der größte Schwachsinn ist, den menschliches Gehirn (in Unkenntnis der wirklichen Verhältnisse) produzierte, muss, wie immer, die Frage gestellt werden, die Sie alle kennen:
Cui bono? Zu Deutsch: Wem nützt dies?

Nichts geschieht auf Erden von Seiten der Menschen ohne Absicht. Dahinter steht fast ausnahmslos das Streben nach Gewinn. Sie wissen von Konrad Lorenz (Nobelpreisträger), dass der Mensch ein Jäger und Beutemacher ist. Die Beute des modernen Menschen ist Geld. Mit „Klimakatastrophe“ kann man Geld machen. Wer das Wort Klimakatastrophe kommerzialisierte, das erfahren Sie gerade in diesem Buch. Dazu wurden die Fakten zusammengetragen.

Die Sätze, die sie jetzt lesen werden, es sind nur wenige, beanspruchen zur Akzeptanz und Verdauung nur ganz wenig Arbeit und Zeit Ihrer Gehirnzellen. Und doch sind sie von der Qualität des Inhaltes her gigantisch. Sie sind nämlich in der Lage, zu beweisen, dass es keine Klimakatastrophe auf Grund des „anthropogenen Treibhauseffektes“ geben kann, weil es ein solches Gebäude nie gab und nie geben wird.

Beweis:

1. Ein Gasgemisch kann nur dort an Ort und Stelle stabil bleiben, bzw. fixiert werden, wo es keine Luftbewegung gibt.
2. Da warme Luft durch Konvektion aufsteigt, muss andernorts kalte Luft absteigen. Dies ergibt Luftdruckunterschiede. Durch Luftdruckunterschiede entstehen Hoch- und Tiefdruckgebiete auf Erden. Beide Systeme werden gefüttert durch massive Luftbewegungen. Ein

massives Tiefdruckgebiet kann sich zum Orkan oder auch Hurrikan entwickeln.

3. Der Hurrikan, der vor 2 Jahren New Orleans verwüstete, war das Ergebnis eines solchen Tiefdruckgebietes.
4. Die Klimaexperten behaupten, dass auch der Hurrikan von New Orleans zu den Zeichen einer Klimaveränderung gehört. Sie unterschlagen aber, und das ist bezeichnend für Anhänger einer Ideologie, dass eben dieser gigantische Sturmwirbel Luftmassen unbeschreiblicher Menge über 1000e von Kilometern durcheinanderwirbelte, bis in höchste Höhen der Atmosphäre. Dieser und alle anderen kleinen und großen Stürme, die täglich um die riesige Erde brausen und aktiv sind, sind in der Lage, Häuser zu zerstören, Brücken aus Fundamenten zu reißen und Autos von der Straße zu fegen. Nur das „anthropogene Treibhaus“ in 6000 m Höhe offensichtlich nicht, denn die Klimaforscher halten unbeirrt an diesem Fantasiegebilde fest. Warum? Weil es das einzige Fundament ihrer gesamten angeblichen Klimakatastrophe ist. Welch Schwachsinn wird hier der dummen und gläubigen Menschenmasse zugemutet.
5. Wer Vielflieger ist, oder selbst Pilot ist oder war, der weiß, dass die Luftschichten in Höhen, in denen moderne Jets fliegen, auch durch den bis 500 km/h schnellen Jetstream äußerst turbulent und unruhig sein können. Es sind dies genau die Höhen über der Erde, in denen ja das „anthropogene Treibhaus“ seinen Sitz haben soll.
6. Wer Segelflieger ist, weiß, dass er sein Flugzeug nur auf gleicher Höhe halten kann, bis zu der er mit Hilfsmitteln hochgezogen wurde, wenn er Thermik (aufsteigende Warmluft) oder stabilen Hangwind an Bergen zum Segeln benutzen kann.
7. Die Erfinder des „anthropogenen Treibhauses“ lebten (vor 120 Jahren) zu einer Zeit, da die Luft noch nicht

vom Menschen erobert worden war. Deswegen hatten sie von moderner Meteorologie auch keine Ahnung. Daher wussten sie über Hoch- und Tiefdruckgebiete auch wenig Bescheid. Deshalb muss ihnen ihre heute unhaltbare Theorie verziehen werden. Sie sollten nun aber, der Wahrheit entsprechend, geändert werden. Nochmals: Die Behauptung sieht so aus: Die Temperatur der Erde hänge in erster Linie von der CO_2-Konzentration einer „Schicht aus Treibhausgasen“ in sechs Kilometern Höhe ab.

8. Diese Schicht ist definitiv ein Fantasiegebilde. Egal, wo immer sich eine „Schicht“ bildet: Ob im Wasser, in der Luft, im Schichtkäse, Schichttorte, beim Betonbau, eine Schicht braucht statische Verhältnisse, um sich zu einer „stabilen Schicht“ zu entwickeln. Es gibt und gab aber nie statische Verhältnisse in der Atmosphäre, seit sich auf der Erde eine Atmosphäre bildete.
9. Die Atmosphäre um die Erde herum ist äußerst instabil. Wäre sie stabil, so wäre dies noch schlimmer für die Klimakatastrophenerfinder. Dann würden nämlich alle CO_2-Moleküle, auf Grund ihres spezifischen Gewichts auf die Erde zurücksinken; dorthin, wo sie herkamen. Welch eine Pleite!

Kommen wir zurück zu der eben gestellten Frage: Wem nützt sie, die Klimakatastrophe? Antwort:
Denjenigen, die auf den Trichter kamen, dass sich mit dem Wort „Klimakatastrophe“ herrliche Geschäfte gewaltiger Größe erzielen lassen müssten. Das Wort „Klimakatastrophe“ bürgt dafür, dass es ganz besonders werbewirksam werden würde. Man müsse es eben nur richtig anpacken.
Dazu brauche nur der Mensch für die Existenz des angeblichen Treibhauses verantwortlich gemacht, und ihm die Schuld für die Klimakatastrophe ans Jackett geklebt zu werden. Die Ausführung des Planes war danach einfach.

Aktive und interessierte Helfer fanden sich in New York beim Großkapital und bei der UNO. Als „schuldig" Gesprochener kann der Mensch nun für die behaupteten Schäden, die er anrichtete, verantwortlich gemacht werden. Und dies mittels neuer Gesetze.
Schäden gut machen, bedeutet Arbeitskraft und Material einsetzen. Beides bedeutet Geld ausgeben. Große Schäden einer Katastrophe zu beseitigen bedeutet sehr, sehr viel Geld ausgeben. Alles durch neue Gesetze kontrolliert.

Beispiel 2:

Anlässlich eines Symposiums der Europäischen Akademie für Umweltfragen vom 09.- 11. November 1995 in Leipzig diskutierten Wissenschaftler aus mehreren europäischen Ländern und aus den USA die verschiedenen Aspekte des sogenannten „anthropogenen (durch den Menschen erzeugten) Treibhauseffektes." Vier renommierte Umweltforscher formulierten eine Erklärung, die zum Jahresende 1995 Bonner Parlamentariern und den Regierungsmitgliedern zuging. Geraffter Inhalt dieser Erklärung:
„Wir kommen zu dem Schluss, dass es für eine Klimaänderung keine überzeugenden Indizien gibt und halten es für unverantwortlich, die öffentliche Meinung – aus welchen Gründen auch immer – zu manipulieren und bei der Bevölkerung die Angst vor einer bevorstehenden Klimakatastrophe zu schüren."
Und was taten daraufhin die Regierungsmitglieder? Genau das, was sie immer tun, wenn sie etwas tun sollten: Gar nichts.
Der renommierte amerikanische Klimaforscher Professor Lindzen vom „Massachusetts Institute of Technology" in Cambridge erklärte damals:
„Der tatsächliche Temperaturanstieg betrug seit 1940 etwa 0,04 Grad Celsius pro Jahrzehnt, was nicht auf ein ernsthaf-

tes Problem hindeutet. Persönlich glaube ich, dass die Reaktion vieler Wissenschaftler auf die Treibhausfrage ein ernsthafter und gefährlicher Zusammenbruch der wissenschaftlichen Wahrheitsfindung ist."

Ergebnis:
Politiker und angebliche Wissenschaftler unterschlagen belegbare Forschungsergebnisse, die nicht in ihre politischen Absichten passen.

Beispiel 3:

Das Folgende wurde schon erwähnt:
In Folge des sogenannten Jom-Kippur-Krieges 1972 stieg der Ölpreis als Waffe der arabischen Länder in damals gigantische Höhen. Gleichzeitig postulierte **der „Club of Rome", dem die berühmtesten und bekanntesten Wissenschaftler der Erde** angehören, dass die Erdölvorräte bis zum Ende des laufenden Jahrhunderts, welches vor 7 Jahren endete, reichen würden. 1940 betrugen die sicher bestätigten Welterdölreserven 6 Mrd. Tonnen. 21 Jahre später waren die sicher bestätigten Reserven auf 41 Mrd. Tonnen gestiegen. Zum Jahresbeginn 2006 lagen die globalen Erdölvorräte mit 176 Mrd. Tonnen auf einem neuen Rekordstand. Eine daraus resultierende, rein rechnerische Reichweite auf Basis des Jahresverbrauchs 2005 beträgt rund 50 Jahre.

Ergebnis:
Wissenschaft ist dazu da, um Hypothesen auf ihren Wahrheitsgehalt hin zu überprüfen. Bezüglich der obigen Behauptung des „Club of Rome", die Reserven der Erde das Erdöl betreffend, hat dieser Verein kläglich versagt und danebengelegen, aus welchen Gründen auch immer. Er hat damit der Reputation der Wissenschaft als Ganzes erheblichen

Schaden zugefügt und das Vertrauen in wissenschaftliche Erkenntnisse geschmälert.

Wie hoch der einzelne Kritiker der diversen wissenschaftlichen Disziplinen die Arbeitsergebnisse dieser Wissenschaftler bewertet, bleibt jedem selbst überlassen.

Beispiel 4:

Vor Jahren wurde in der Bundesrepublik das große Waldsterben verkündet. Es fand nicht statt. Der Bestand ist hervorragend und Inlands- und Auslandsgeschäfte mit Holz aus heimischen Beständen sind ausgezeichnet. Aber: Auch hier wurde die vorangegangene Panikmache mal wieder ad absurdum geführt. Und wo blieb die entschuldigende Korrektur der Initiatoren der Panikmache? Fehlanzeige!) und der Überschwemmung der geängstigten Bürger mit „Saurem Regen“ durch die immer auf Jagd nach Sensationen aktiven Medien, wurde das Ozonloch entdeckt. Die Ozonschicht um die Erde herum residiert in einer Höhe von 15 bis 50 Kilometern.
Die Ozonschicht ist ein Teil der Stratosphäre, in der unter Einwirkung der energiereichen ultravioletten Strahlung der Sonne Sauerstoff in Ozon umgewandelt wird. Die vergleichsweise hohe Konzentration von Ozon absorbiert gefährliche UV-Strahlung, indem das Ozon von dieser Strahlung wieder in Sauerstoff zerlegt wird, so dass sich ein chemisches Gleichgewicht, der sogenannte Ozon-Sauerstoff-Zyklus, ausbildet, bei dem die Menge von Ozon annähernd konstant bleibt.
Soweit zur Kurzerklärung der Ozonschicht. Diese sollte nun, angeblich durch menschliche Aktivitäten, insofern stark beschädigt sein, als sie riesige Löcher aufwies. Hervorgerufen worden seien diese Löcher in der Ozonschicht, die das Leben auf der Erde vor zu starker UV-Strahlung schützt, durch bestimmte Gase, die menschliche Aktivitäten in die Atmosphä-

re entlassen. Insbesondere Fluor-Chlor-Kohlen-Wasserstoffe (FCKW) können durch katalytische Effekte einen beschleunigten Abbau des Ozons bewirken, so dass das Gleichgewicht in Richtung Sauerstoff verschoben wird. Dieses führt zum Ozonloch. Ist dies der Fall, so ist mit einem erheblichen Anstieg von Hautkrebs und schweren Augenerkrankungen zu rechnen. Auch das Immunsystem wird gestört und beim Blattgrün wird die Photosynthese beeinträchtigt mit der Folge erheblicher Ernterückgänge.
Nach neueren Meldungen schließt sich das Ozonloch über dem Nordpol wieder langsam. Der Beweis, dass auch hieran der Mensch Schuld hat, blieb bis heute eine Hypothese. Die Wissenschaft blieb den Beweis bislang schuldig.

Ergebnis:
Ob den Wissenschaftlern, die dies postulieren, vertraut werden kann, ist mehr als fraglich. Zu oft und zu viel wurde in der Vergangenheit bei Umwelt- und Klimafragen gelogen, und dies nicht nur aus Versehen.

Beispiel 5:

Über Jahre - nicht erst in jüngster Zeit - wird von und in den Medien berichtet, welche riesigen Flächen von Urwäldern in Brasilien, Indonesien, Malaysia usw. abgeholzt und gerodet werden. Da werden Flächengrößen wie die vom Saarland oder Rheinland-Pfalz genannt.
Und wo ist der Aufschrei des IPPC, der Welt-Dachorganisation fürs Klima, die bei und im Auftrage der UNO gerade dieser Tage, Anfang Februar 2007, wieder ein spektakuläres Fest für ihre gläubigen Anhänger von 130 verschiedenen Ländern des von ihr breitgetretenen angeblichen „anthropogenen Treibhauseffektes“ in Paris zelebrieren? Jawohl: Zelebrieren. Denn es ist für sie, die Vertreter des IPPC, der Weltdachorganisation der UNO fürs Klima, ein

Fest, zu erleben, wie sich die Hypothese des „anthropogenen Klimaeffektes“ schnell und heftig um die Erde herum verbreitet. Da wird in Panikmache nach bewährtem Muster über Dürre, Hitzewellen, Überflutungen, kurzum über die an die Haustür klopfende Klimakatastrophe gesprochen.
Alles bleibt Hypothese, was diese Experten aus ihren Klimamodellen, durchgeführt an modellierfähigen Computern, ohne Relevanz zu Fakten, welche die Natur täglich, und das seit 4,6 Milliarden Jahren, liefert, herauslesen.
Kein Wort über die Sonne, die der einzige Lieferant von Wärme für die Erde ist. Kein Wort darüber, ob sie nicht die Schuldige ist, dafür dass es anscheinend wärmer auf der Erde wird. Kein Sterbenswörtchen. Ich finde, wir habe die Sonne damit ziemlich beleidigt. Na, die Sonne wird sich dafür mal schwer rächen.
Zurück zu den riesigen, weiter oben beschriebenen Waldrodungen. Diese in ihrer Ausdehnung nun wirklich gigantischen Waldgebiete benötigen und „verarbeiten“ (und dieses ist wissenschaftlich nachweisbar und messbar - wenn man es denn will) Unmengen von CO_2 für das Blattgrün, damit mittels der Photosynthese wiederum Sauerstoff in entsprechender Menge von diesen Pflanzen an die „Klimakiller“, die Menschen, geliefert werden kann. Kein Aufschrei des IPCC über das Begräbnis der Möglichkeit, große Mengen CO_2 über Photosynthese auf natürlich Art zu konsumieren und Sauerstoff zu produzieren. Keine neuen Gesetze gegen die „Entsorgung“ der tropischen Regenwälder von der Erdoberfläche. Keine entsprechenden Verordnungen anlässlich der Weltklimakonferenzen.
Absolutes Schweigen im Walde.

Kein Wort über diejenigen, die diese riesigen Waldrodungen genehmigen und durchführen. Niemand wird deswegen von der UNO vor der Weltgemeinschaft zur Rechenschaft gezo-

gen oder zumindest angeprangert. Hier wird im großen Maßstab verhindert, dass von der Natur bedeutende Mengen des angeblichen Klimagiftes CO_2 „entsorgt“ werden können, wie es die Natur zum Wohle der Lebewesen eingerichtet hat. Hier wird nun, auch und besonders von der obersten Weltbehörde, der UNO, absolute Untätigkeit demonstriert.
Weswegen schlägt die UNO nicht „Alarm“ wegen der Rodung der Regenwälder auf der südlichen Erdhalbkugel? Überlegen Sie mal! Vielleicht kommen Sie auf den gleichen Gedanken, wie ich: Die Gesellschaften und deren Inhaber, die für dieses Treiben mit echter Umwelt- und Klimaschädigung verantwortlich sind, sind riesige Konzerne mit Finanzbaronen, mit denen sich offensichtlich eine UNO nicht anlegt. Vielleicht, ja sogar wahrscheinlich schon deswegen nicht, weil sie, die UNO, von diesen Geldfürsten Zuschüsse oder entsprechende Geschenke erhält, die man nicht ablehnen kann. Das kann nicht sein? Weswegen? Nur weil Sie in treuem Glauben an das Gute im Menschen die UNO für honorig und unbestechlich halten?
Na ja, wir glauben lieber an Bauernregeln: **Geld regiert die Welt!**

Resümee:
Das IPCC und damit die UNO macht keinerlei laute und ernstzunehmende Anstalten, die Abholzung der Regenwälder zu verhindern, obwohl diese die größten Akzeptanten und „Verbraucher“ von CO_2 und damit wiederum die größten Produzenten von Sauerstoff sind. Aber nicht nur die UNO legt diesbezüglich die Hände in den Schoß und verschließt ihren sonst bei Klimafragen stets weit geöffneten Mund; die EU und alle anderen hohen Behörden, die im Fahrwasser der UNO Klimaschutz verlangen, sind um nichts besser.
Wenn der Klimaschutz ein ernsthaftes Anliegen der europäischen Umweltbehörden wäre, dann hätte ich gern einmal

etwas „Klima-Relevantes“ von einer von diesen -zig Behörden im vergangenen Jahr gehört, als Meldungen und Augenzeugenberichte monatelang durch die Medien gingen, über Brandstiftungen in spanischen, französischen und besonders portugiesischen Wäldern. Wirklich riesige Qualmwolken wälzten sich über Europas Himmel. War da irgendein Klimaforscher, der diese ungeheuren Wolken vermessen hätte und sich geäußert hätte, wie viel Tausende von Dieselmotoren Tag und Nacht hätten laufen können, um ein Äquivalent an Schadstoffen auszustoßen? Nein, da tat sich nichts. Aber albernen Feinstaub in Ortschaften zu messen und den Bürgern zwangsweise Steuern oder Plaketten aufs Auge oder die Windschutzscheibe zu drücken, was aufs Gleiche rauskommt, ja da sind die „relevanten“ aus dem Ärmel gezupften Begründungen vorhanden und ruck-zuck beschlossen.
Habe ich da irgendeinen Hinweis gehört oder gelesen, dass die Umweltbehörde in Brüssel gemessen hat, wie viel CO_2 somit monatelang die Klimakatastrophe beschleunigte? Nein, dies war politisch nicht „relevant“.

Genau genommen wird damit die Seriosität der gesamten Klimapolitik von oben, von der UNO über die EU bis in das kleine Deutschland herab (suchen Sie das mal auf einem großen Globus) über die in Berlin zuständigen Herren Trittin und Gabriel, eine Farce. Wie ist das nur möglich?

Mangelhafte Bildung von Lieschen Müller und O. Normalverbraucher, wie auch mangelhaftes Interesse von ihnen und ihrer gesamten Verwandtschaft verführen gebildetere Menschen zur Produktion von Lügengeschichten über ihre jeweilige Ideologie. Die Lügenbarone müssen ihre Geschichten nur so präparieren, dass sie Angst erzeugen. Und davon nicht

zu wenig. Dass sie am Ende Geld verlangen werden, brauchen sie am Anfang noch nicht zu sagen.
Ob Lieschen und Otto mal was vom Rattenfänger von Hameln gehört haben? Und ob sie wissen, das es immer und überall Rattenfänger gibt?

Lieschen und Otto hätten nur einmal, vor 2 Wochen, morgens beim Eisschaben an ihren Autofenstern sich die Frage stellen sollen: „Wo kommt denn das Eis, die Kälte her? Das geht doch nicht. Wir leben doch im CO_2-Treibhaus, das angeblich keine Fenster hat. Also, wenn keine Wärme aus dem Treibhaus raus kann, dann kann doch auch keine Kälte reinkommen.“
Logisch, nicht wahr? Die warme Luft muss unbedingt erst, oder meinetwegen zeitgleich, nach oben weg. Ohne dies kann die kalte Luft ja nicht runter. Andernfalls gäbe es nie Bodenfrost.
Also, die ganze Geschichte mit dem Treibhaus aus CO_2 muss wohl bei etwas näherer Betrachtung eine Ente oder genauer gesagt, eine handfeste Lüge sein, präpariert für die Masse, die immer bereit ist, irgendwelchen politischen oder auch ökonomischen Humbug zu akzeptieren und zu ertragen.
Das Problem ist nur:
Die Lügner sitzen in der UNO, im IPCC, in der EU, in allen Umweltministerien, in vielen Klimainstituten usw. Machen Sie mal was gegen die.
Bekanntlich ist es im normalen Leben fast aussichtslos, gegen einen Misthaufen anzustinken.

Beispiel 6:

Kennen Sie St. Peter-Ording (SPO)? SPO ist ein Nordseeheilbad mit eigener Schwefelquelle an der Westecke der Halbinsel Eiderstedt.

SPO ist als größtes Bad an der Nordsee bekannt. Dem Ort ist eine 12 km äußerst flache lange Sandbank vorgelagert. Dorthin kommt man über die 1926 erbaute Seebrücke, die notwendig ist, da der heutige Ortsteil St. Peter-Bad, in dem sich der Hauptrummel von St. Peter abspielt, durch einen Priel von der vorgelagerten Sandbank getrennt ist, auf der sich in der Saison das Badeleben abspielt.
Zur Versorgung der Gäste steht die „Arche Noah“, ein auf Pfählen errichtetes Restaurant, ein Unikum und auch ein Wahrzeichen von St. Peter, den hungrigen Urlaubern zur Verfügung. Ähnliche Pfahlbauten, als Toilettenhäuschen errichtet, sind Charakteristika der weltberühmten Sandbank von Sankt Peter-Ording.

Auf dieser Sandbank finden jährlich internationale Wettkämpfe der Strandsegler statt. Diese Sandbank ist wegen ihrer stetigen glatten Oberfläche weltberühmt für sie, die Strandsegler. Bei starker Flut ist die Sandbank schon mal überspült, da sie sehr flach ist.
SPO verzeichnete im Jahr 2002 ca. 2,2 Millionen Übernachtungen.
1936 waren es bedeutend weniger. Einer dieser Gäste war ich. Ich war mit meiner jüngsten Schwester, von Berlin kommend, in einem Kinderheim untergebracht, von denen es in SPO zur damaligen Zeit wimmelte. Ich wurde 1936 im Sommer 12 Jahre alt. Fast täglich marschierten wir unter Observierung einer Kinderschwester über die flache Seebrücke zur Sandbank, zum Strand.
Viel später war ich häufig mit Frau und Kindern dort und bis heute besuche ich SPO fast jährlich. Ich bin also jemand, der durch Augenschein feststellen kann, was es mit dem „Anthropogenen Klimaeffekt“ und der immer und immer wieder geschürten Angstmache des Abschmelzens des Eises der Polkappen und dem Untergang aller tiefliegenden Län-

der, genau so, wie es DER SPIEGEL im August 1986 unter reißerischer Aufmachung prophezeite, auf sich hat, nämlich: **GAR NICHTS.**

Die Sandbank, flach und langgestreckt, ist genauso vorhanden, wie sie vor einem ¾ Jahrhundert an selber Stelle war. Die Arche Noah steht da, wie immer. Nichts hat sich getan. Gott sei Dank für Anwohner und Gäste.
Aber: Zum Ärger für die Klimaexperten. Denn auch durch dieses Beispiel werden sie der Lüge überführt und nicht nur das, sondern viel schlimmer, nämlich der permanenten, die Umwelt und die Menschen krank machenden und das Klima vergiftenden extremen Panikmache.
Können Sie sich vorstellen, dass das weltbekannte Bad Sankt Peter-Ording nicht längst mit lauter Stimme bei der Regierung mindestens einen Eilantrag auf Zuschüsse für Schutz von Ort und Sandbank vor der absehbaren Überflutung durch Polschmelze gestellt hätte, wenn an diesem Märchen was Wahres dran wäre?

Ergebnis:

Das, was Sie mit Ihren Sinnen beobachten, erfassen und registrieren können, ist das einzige auf der Erde, was für Sie wissenschaftlich bewiesen ist. Allen anderen wissenschaftlichen Behauptungen sollte man kritisch gegenüberstehen. Besonders aber solchen, deren Inhalte sich nicht auf in der Praxis reproduzierbare Ergebnisse beziehen. Noch weniger solchen, die sich lediglich auf variable Modelle stützen. Und das tun nun mal die angeblich wissenschaftlichen Ergebnisse bezüglich des „Anthropogenen Klimawandels“.
Sie sind nichts weiter als Spielerei mit Klimamodellen an Computern, Arbeitsbeschaffung und Pöstchenverteilung für Freunde, Bekannte und zahlkräftige „Mitläufer“ und „Abstauber“.

Beispiel 7:

Fast jeder hat schon mal etwas von der Meerenge von Gibraltar gehört.
Fast jeder weiß, dass Wolken, wenn sie das in Form von Dampf gespeicherte Wasser entlassen, Wolkenbrüche, ja sogar sintflutartige Regengüsse erzeugen können.

Beides steht in einem interessanten Zusammenhang, den ich Ihnen erklären möchte.

Die Meerenge von Gibraltar, die Europa von Afrika trennt, ist an der engsten Stelle ca. 15 km breit. Die größte Tiefe beträgt 286 m und existiert seit ca. 5 Mio. Jahren.
Das Mittelmeer ist ca. 1,2 m niedriger als der Atlantik, da vom relativ warmen Mittelmeer täglich, monatlich, jährlich gigantische Wassermengen verdunsten. Deswegen strömt der Atlantik mit einer Wassermenge von 1,5 Mio. Kubikmetern pro Sekunde durch das Nadelöhr von Gibraltar in das Mittelmeer. Ich erwähnte dies schon früher. 1 Kubikmeter sind 1.000 Liter. Also dringen täglich in das Mittelmeer, vom Atlantik her, 130 Kubikkilometer Wasser. Eine unglaubliche Menge. Und dies seit Jahrmillionen. Ein kleiner Teil macht zum Ausgleich des salzhaltigeren Mittelmeerwassers gegenüber dem Atlantik in der Tiefe den umgekehrten Weg.

Aber das Mittelmeer ist kein Gletscher und es hat auch nichts mit Nord- oder Südpool zu tun. Deshalb ist es für die Klimaforscher uninteressant.
Aber:
Da wird geklagt, und die entsprechend orientierte Masse der Mitläufer der neuen Ideologie der Klimakatastrophe klagt mit, dass zwei „riesige“ Grönland-Gletscher riesige Mengen an Eis verlieren, die zu Wasser schmelzen. Entsprechend

hätten allein der Helheim- und der Kangerdlugssuaq-Gletscher jährlich 100 Kubikkilometer Eis verloren.
Und wer jammert, dass das Mittelmeer täglich 130 Kubikkilometer Wasser verliert? Die Klimafanatiker jedenfalls nicht.

So, und nun raten Sie mal, was damit passiert, mit dem ganzen verdunsteten Wasser des Mittelmeeres? Wo bleiben diese Wassermengen? Sie verdampfen. Diese bedeutende Menge Wasser bildet Wolken, Wolken, Wolken. Und die segeln dorthin, wo der jeweilige Wind sie gerade hinpustet. Und das weiß niemand im Voraus. Kein Otto, kein Lieschen und also auch kein IPCC, die oberste Klimabehörde der Welt, bei der UNO.
Vor allem weiß auch niemand, wo diese Wolken sich abregnen. Manche verdunsten ja auch einfach. Sie verschwinden optisch, gehen aber als Bestandteil der unsichtbaren Luft in die Atmosphäre ein. Trotzdem, obwohl sie nicht mehr sichtbar sind, ist ihr Anteil an Wasserdampf und somit als „Treibhausgas" weiterhin in der Atmosphäre enthalten, und zwar mit ca. 70%.
Und der Atlantik ist etliche Male größer als das Mittelmeer. Was meinen Sie, was der erst mal für Wolkenmassen bildet. Und dann erst mal der Pazifik, das größte Meer der Erde. Diese riesigen Meere müssten also eigentlich vollgestopft sein mit Observatorien, um besonders dort über den riesigen Wassermengen festzustellen, wie viel CO_2 sich über und in ihnen rumtreibt. Das ist aber nicht der Fall.
Diese in den Meeren enthaltene und im Wasser gelöste große Menge an CO_2 wird von den Modellen des IPCC als Variable nicht berücksichtigt. Eine großartige Wissenschaft ist dies, nicht wahr?

Da der Wasserdampfgehalt der Atmosphäre - wir wiederholen: er macht bei weitem den Hauptanteil der soge-

nannten Treibhausgase aus, die den angeblich „anthropogenen Treibhauseffekt" induzieren - stark schwankt, wird er in den IPCC-Klimamodellen erst gar nicht berücksichtigt. Das bedeutet, dass somit auch mindestens zwei Drittel des Treibhauseffekts in den Prognosen des IPCC unbeachtet bleiben. **Das nennt man wohl Fälschung. Oder?**

Weiter: **Die mehr oder minder geschätzten Werte der Spurengase, z.B. der Durchschnittswert vom CO_2-Anteil in der gesamten Erd-Atmosphäre wird nur von einer einzigen Messstation auf der Erde abgenommen und verbindlich für überall erklärt.** Dies ist praktischer, macht weniger Arbeit und geht schneller. Letzteres ist am wichtigsten, denn die Klimaangst soll bald und heftig starten und Früchte bringen. **Eine solche Messung muss dann wohl in deutscher Sprache „Fälschung" genannt werden.**
Man muss sich dieses einmal vorstellen. Und das nennt sich dann „wissenschaftlich erforscht"!

Der Wasserdampfgehalt der Atmosphäre wird total unterschlagen, obwohl er zwei Drittel aller Spurengase in der Atmosphäre darstellt.

Das CO_2 wird nur an einer Stelle der Erde gemessen und dieser Wert als verbindlich für die gesamte Erde erklärt.

Was dem IPCC nicht passt, oder zu kompliziert ist, wird unterschlagen. Aus dem Rest werden Computermodelle entworfen, deren Ergebnisse dann so gesteuert werden, wie man dies wünscht.
Also, dies alles soll nicht auffallen? Fällt aber. Und was lernt man daraus? Nur die Werte, die den Menschen als Bösewicht hinstellen, sind gute Werte. Denn mit den Menschen hat man

einiges vor. Wasserdampf ist nicht vom Menschen gemacht. Bleibt also außen vor.
Was für eine UNO? Was für ein IPCC? Was für verlogene Klimakonferenzen? Was für Regierungen der Mitgliedsländer des Kyoto-Protokolls?
Ob sich dies alles mal rächt?
Und etwas ängstlich könnte man ausrufen: „Mein Gott! Was für eine Wissenschaft hast Du da zugelassen!“ Und sie hat die Macht, mit ihren handgemachten Klimamodellen die Erde und noch schlimmer, die Menschen zu ängstigen und zu terrorisieren. Wir werden sehen, wie das weitergeht.
Verinnerlichen Sie bitte nochmals das eben gerade Gesagte: Es weiß niemand exakt, was die Wolken bezüglich der angeblichen Klimaänderung für einen Effekt haben. Was man exakt weiß, ist die Tatsache, dass sie, die Wolken, die Wärmeübertragung von der Sonne auf die Erde reduzieren, wie ebenfalls den Wärmetransport von der Erde durch aufsteigende Warmluft in Richtung Atmosphäre. Was sonst passiert, ist der Wissenschaft weitgehend verborgen, zumindest bezüglich der Möglichkeit, exakte und überprüfbare Werte zu liefern.
Alles, was Wolken bezüglich des Wetters bewirken, müsste genau festgestellt werden. Und das wäre doch so wichtig, denn der Wasserdampf - Wolken bestehen nun einmal aus Wasserdampf - ist ja mit weitem, weitem Abstand mengenmäßig das wichtigste Treibhausgas mit einem Anteil von ca. 3/4 an der Gesamttreibhausmenge.
Lassen Sie uns den Faden weiter spinnen: Das IPCC behauptet: Klimakatastrophe durch Erwärmung der Erdoberfläche; somit wohl auch der Meere, oder? Je wärmer die Meere, desto mehr dampfen sie und bilden Wolken. Je mehr Wolken, desto weniger Sonne. Je weniger Sonne, desto kälter. Oder wie läuft das??

In der WAMS v. 11.03.07 findet sich eine Kurznotiz bezüglich des Interviews mit einem Klimaexperten. Dieser wird gefragt: “Welcher Anteil der Treibhausgase geht auf den Menschen zurück?“
Antwort. “Die Angaben der Klimaforscher bewegen sich zwischen 70 bis 90 Prozent. Den Rest führen Forscher auf den Einfluss der Sonne zurück“.
Was soll man zu solch einem Statement sagen? Wie kann der menschliche Anteil bei 70-90% liegen, wo doch allein der Anteil des unterschlagenen Wasserdampfs an der Gesamtmenge der Spurengase bei ca. 70% liegt? Sehen Sie, all diese Fakten, die wir gesammelt haben und hier zusammen aufführen, entlarven doch die ganze Klimadiskussion mit der zentralen Behauptung, dass der Mensch Schuld an der Klimaerwärmung hat, als grobe Lüge.

Ergebnis:

Alle diese Fragezeichen um das Klima - als Hypothesen zusammengefasst und in den Raum gestellt - sollen Forscher, Wissenschaftler ja beantworten. Und nicht mit „könnte, würde, müsste usw.“, sondern mit knallharten Fakten, deren Inhalte sich nachweisen und reproduzieren lassen. Und das tun und können die Asse beim IPCC und seinen weit über die Erde verstreuten Satelliten nicht. Deswegen ist alles, was sie tun und veröffentlichen, Kaffeesatzleserei. Deswegen, weil sie, die Wissenschaftler, mangels Beweismöglichkeiten Zahlen und Werte, die sie benötigen, nicht liefern können, werden Zahlen und Werte geschätzt und gefälscht und zu einem Bild zusammengeschustert, das schlussendlich so manipuliert wurde, dass der Mensch eben als Klimakiller dasteht. Eine feine Wissenschaft ist das.

Resümee:
Wie sie, die angeblichen Klimaexperten, dabei schummeln, um Ergebnisse zu liefern, die Lieschen und Otto als „Nichtwissenden“ per Medien untergejubelt werden, das lernen Sie gleich weiter beim Ergebnis von Beispiel 8 kennen.

Das, was Sie jetzt gerade hier auf diesen Seiten lesen, die Beweisführung für die Schummelei und das Lügengebäude, was das IPCC, möglicherweise im Auftrage der UNO, zumindest aber mit deren Billigung, errichtet hat, das ist das eigentliche Drama der ganzen Geschichte um die fiktive Klimakatastrophe. Es ist mit hochkriminellem Hintergrund garniert, was wir in Kürze nochmals detailliert erklären werden. Das Fragezeichen-Trio „wieso, weshalb, für wen“ werden Sie dann später selbst demontieren können, denn die Erklärung dafür erhalten Sie von uns geliefert.
Es geht weiter:

Beispiel 8:

Zur Feststellung, wie viel von dem Treibhausgas CO_2 tatsächlich als Durchschnittswert in der Luft enthalten ist, sollte ja zunächst einmal überlegt werden, wie das organisiert werden könnte, so dass die daraus resultierenden Ergebnisse als wissenschaftlich exakt erarbeitet, der neugierig wartenden Welt angeboten werden könnten.
Lassen Sie uns überlegen, was wir als Laien machen würden. Da wir nicht daran arbeiten müssten, die Schuld über die angebliche Klimaänderung dem Menschen in die Schuhe zu schieben, würden wir anders vorgehen, als die sogenannten Klimawissenschaftler des IPCC dies taten. Wir würden uns auch nicht damit begnügen nur ca. 1.200 Observatorien (und diese auch nur an Land) zu stationieren. Also, wir würden sicherlich rund um die Erde Stationen einrichten, die alle in einer bestimmten Höhe arbeiten. Egal, ob auf Land oder

Meer. Wir wollen ja gleiche Verhältnisse schaffen und niemanden bevorzugen. Also werden auf dem gesamten Festland der Erde mindestens 3.000 Stationen errichtet, was bei einer Gesamtoberfläche des Landteils der Erde in Höhe von 150 Mio. km^2 kein großer Aufwand wäre. Die Meere mit ihren ca. 535 Mio. km^2 erhielten ein Äquivalent an Stationen. Weiter würden wir 3000 Stationen maritim installieren, wobei die Tiefen von 0 bis 500 m vermessen werden würden. Wem dies zu teuer erscheint, der solle ja bedenken, dass es hierbei darum geht, nachzuweisen, dass CO_2 **der** Klimakiller ist. Und, dass nur noch 13 Jahre Zeit bleiben, den Klimagau eventuell abzumildern. Und dafür sind wohl keine Bemühungen zu teuer. Oder?
Was hat aber nun das IPCC beschlossen zu tun, um die CO_2-Menge, die in der Lufthülle der Erde enthalten ist, genau zu messen? Es genehmigte nur eine Station. Wir sagten dies schon. Stellen Sie sich das mal vor! Und diese liegt auf einem Berg der Hawaii- Inseln. Eine Station wird genehmigt. Eine einzige!

Darstellung und Beschreibung der Systematik der Arbeitsweise der sogenannten Klimawissenschaftler.

Wir beschrieben soeben, wie wir als Laien bei der Erforschung des CO_2-Gehaltes der Luft vorgehen würden. Nunmehr beschreiben wir, wie die Wissenschaftler des IPCC vorgehen:

Die angeblichen Wissenschaftler des IPCC machen es sich aber mit der Feststellung des durchschnittlichen CO_2-Gehaltes der Luft rings um die Erde einfacher. Viel einfacher.

Dies können sie auch, weil sie wissen, dass die Masse der Menschen auf der Erde ihnen die Ergebnisse, die sie, die Forscher, liefern, abnehmen. Schon deswegen, weil sie als „honorige“ Wissenschaftler, denen man glaubt, auftreten; zum anderen aber, weil die Ergebnisse dieser wirklichen Schummler und Fälscher vom IPCC als endgültig bestätigt wurden und damit ihre Zulassung zur Veröffentlichung erhielten.

Also: Das IPCC legt zunächst einmal fest, in welcher ca.-Höhe das Treibhaus aus CO_2 sich befindet. Man wählte ca. 6.000 m.
Plausibler Grund dafür: Fehlanzeige.

Dort ist nun das Treibhaus errichtet, welches als Hauptbestandteil Billiarden von kleinsten CO_2 -Molekülen enthält, die nun aber unglücklicherweise schwerer als Luft sind. Wie diese Moleküle dort oben in 6.000 m Höhe nun verankert werden, so dass sie auf Grund ihres spezifischen Gewichtes im Laufe der Zeit nicht wieder auf die Erde runterfallen können, wurde noch nicht veröffentlicht. Sie dürfen aber nicht wieder auf die Erde runterfallen. Sonst könnten sie sich ja nicht vermehren. Vermehren tun sie sich durch neue vom Menschen produzierte und hinzukommende Moleküle. So die Hypothese. Wenn alte, die schon lange oben sind bei Windstille oder mangelhafter Thermik sich doch ihres spezifischen Gewichtes erinnern und auf die Erde zurückfallen, dann bricht ja die ganze Theorie zusammen, dass durch Vermehrung des CO_2-Gehaltes in der Luft die Klimakatastrophe heranmarschiert.
Selbst die feinsten Staubpartikelchen von Sandstürmen der Wüsten gelangen auf Grund ihrer Schwerkraft irgendwann wieder auf die Erde zurück. Dem CO_2 ist eine solche Heimkehr zur Mutter Erde von den relevanten Forschern nicht

genehmigt. Weshalb wohl? Das ist ein weiteres Geheimnis, welches die Klimaforscher nicht enthüllen mögen. Diese von den Klimaexperten des IPCC als Basis für die Behauptung, der Mensch sei schuld an der Klimaveränderung, konstruierte Variante des Treibhauses aus CO_2 in 6.000 m Höhe als angeblich wissenschaftlich erwiesene Leistung ist schon erstaunlich.

Aber es wird gleich noch erstaunlicher. Auf der Landoberfläche der Erde gibt es nur ca. 1.200 Observationspunkte, die dem Sammeln von Werten über den CO_2-Gehalt der Luft dienen könnten. Einer von ihnen liegt auf Hawaii. Über den Ozeanen gibt es solche Installationen so gut wie überhaupt nicht (wie bereits erwähnt), obwohl die Meeresoberfläche mehrfach so groß ist wie die Landoberfläche und obwohl bekannt ist, dass die Aktivitäten des Meereswassers bedeutende Veränderungen des Gesamt-CO_2-Gehaltes der Luft ausmachen. Eine weitere merkwürdige Ungereimtheit wissenschaftlicher Arbeit. Oder soll mit dieser Vorgehensweise postuliert werden, dass die großen Meere keinen Einfluss auf die Variablen bei der Zusammensetzung der Luft mit sogenannten Spurengasen haben? Dann hätten wir nun zwei Beweise dafür, dass diejenigen Quellen und zwar Hauptquellen, die definitiv einen Einfluss auf das Gesamtklima der Erde haben, nämlich Einwirkung von Sonne und Meer, bei den angeblich wissenschaftlichen Untersuchungen der Frage, wo der – wiederum angeblich - steigende CO_2-Gehalt der Luft herkommt, unterschlagen werden. Für diese Handlungsweise gibt es nur eine Erklärung und Begründung, die wir schon mehrmals anführten, die aber so unglaublich ist, dass wir sie im Verlaufe des Textes dieses Buches öfter wiederholen:

Bei der Klimahysterie geht es lediglich darum, den Menschen als Verursacher des angeblich sich ändernden Klimas anzuklagen. Diese Handlungsweise des IPPC kann man gar nicht oft genug wiederholen, weil somit ein so ungeheurer Popanz aufgebaut wird, den die Menschen durch gesetzlich verordnete Leistungen von Industrie, Landwirtschaft und Dienstleistung mit immensen Geldmengen reparieren müssen. Alle an der Verkündung der Klimakatastrophe Beteiligten brauchen Geld: Die Industrie, die Regierungen, die Institute für den Klimaschutz usw.

Nochmaliger Hinweis: **Falls natürliche Ereignisse CO_2-Veränderungen hervorrufen - sofern CO_2 überhaupt einen durch Beweise feststellbaren Einfluss auf die Erderwärmung hat - so kann man dagegen nichts tun. Falls der Mensch der Bösewicht ist, so kann man etwas dagegen unternehmen. Man kann ihn durch entsprechende Gesetze disziplinieren.**

Hawaii ist eine schöne Inselgruppe. Nettes Klima rund ums Jahr. Nette Leute und verhältnismäßig viele Vulkane, von denen eine Reihe permanent oder auch mit Erholungspausen arbeitet.
Ein solcher Vulkan ist der Mauna Loa. Er ist 4.170 m hoch und einer der aktivsten Vulkane der Erde.
Auf diesem Vulkan befindet sich eine Messstation, um herauszufinden, welchen Einfluss der Mensch auf die Emissionen des Treibhausgases CO_2 hat.
Die Messungen dort begannen 1958. Es ist ein Anstieg von CO_2 auf bis zu 372 ppm (parts per million) im Jahr 2002 festgestellt worden (1958: 315 ppm). 95% der CO_2-Emissionen entstehen angeblich auf der Nordhalbkugel, da sich hier die Industrie in den westlichen Staaten am weitesten entwickelte und die Bevölkerung mehr Energie benötigt.

Frage: Wie kann der CO_2-Gehalt der Atmosphäre zu 95% auf der Nordhalbkugel der Erde entstehen (durch Industrieemissionen; also Mensch-gemacht), wenn doch feststeht, dass der menschgemachte Anteil von CO_2 überhaupt nur 3% vom Gesamtwert an CO_2 ausmacht?
So weit, so gut. Nun passiert aber Folgendes: In ca. 4000 m Höhe wird der CO_2-Gehalt gemessen, der sich in dieser Höhe über diesem Vulkan befindet. An diesem Messwert werden alle Messungen der Welt geeicht, weswegen alle Kurven so einen schönen Gleichschritt zeigen.
Aber nicht nur dies, der Mauna Loa-Wert wurde auch für die ganze Welt als repräsentativ fixiert. D.h. mit anderen Worten: Irgendein Punkt auf der gesamten Erde wird von den Wissenschaftlern unter vielen möglichen Punkten herausgefischt, dann wird festgestellt, wie viel CO_2 die Luft dort enthält und dieser Wert wird dann als Basiswert für den CO_2-Gehalt der Luft überall auf der Erde verkündet. Das Ganze nennt sich dann wissenschaftliches Ergebnis. Also, hier wird in ganz großem Rahmen beschissen. Ein großartiges Selektionsverfahren.
Daraus lassen sich dann angeblich seriöse Klimaszenarien entwickeln und ein glaubhafter Beweis zum Anstieg des CO_2-Gehalts ableiten.
All dies sind interessante, offensichtlich aber auch zusammengeschusterte Messwerte, die überhaut keine Aussage darüber zulassen, ob die angebliche Zunahme des CO_2-Gehaltes der Luft tatsächlich vom Menschen verursacht wird oder wurde.
Es gibt keine exakten Messungen darüber, wie viel CO_2 pro Zeiteinheit von der Natur, unter Ausschluss des Menschen, produziert wird, die wiederum danach Rückschlüsse darüber zulassen würden, wie hoch der Anteil der Menschen am CO_2-Ausstoss nun definitiv ist.

Damit sind ganz einfach alle Behauptungen über die Schuld des Menschen am bedeutenden Anstieg der CO_2-Messwerte Makulatur.

Beispiel 9:

Dubai ist ein Emirat, Teil der Vereinigten Emirate. Es liegt am Persischen Golf, hatte im Dezember 2006 eine Einwohnerzahl von 1,370 Millionen. Die Fläche dieses Zwergstaates beträgt nur 3.885 km^2. Die Höhe über NN wird mit 0 angegeben. In Dubai gibt es 53.000 US-$ Millionäre. Der Stadtstaat kennt keine Einkommensteuern. Die Erdölvorkommen haben den Boom Dubais begründet und haben **die gewaltigen Infrastruktur-Investitionen der letzten Jahrzehnte**, auch durch niedrige Steuern, erlaubt. Doch die Ölvorkommen des Emirats sind begrenzt; man schätzt, dass sie zwischen 2015 und 2030 erschöpft sein werden. Daher versucht Dubai bereits seit längerem, vom Erdöl unabhängig zu werden und stattdessen in den Bereichen Handel, Finanzen und Tourismus zu wachsen. Dieser Plan hat bislang funktioniert: Nur noch etwa 7 % des Bruttoinlandsproduktes stammen aus der Erdölindustrie.
Z.Zt. wird in Dubai der größte Flughafen der Welt für eine Jahreskapazität von 120 Millionen Menschen gebaut. Die Hotels in Dubai haben 21.000 Betten. Ein langer Strand wird in Kürze den neuen 10 km langen Stadtteil Bawadi mit Hotels für weitere 29.000 Betten aufnehmen. Das Asia-Asia Hotel wird dann allein 6.500 Betten haben.

Im Herbst 2008 wird auf Palm-Islands, einer in Bau befindlichen und aus Meeressand aufgeschütteten flachen Insel, das Hotel Atlantis für 2.000 Betten fertig sein. Dann wird das erste große Unterwasserhotel der Welt 620 m vor der Küste Jumeirahs 2009 seine Pforten öffnen. Im Jahre 2005 kamen 6 Millionen Touristen. 2010 werden 15 Millionen erwartet.
Dubai ist mit Abstand die größte Baustelle der Erde. 200 Wolkenkratzer mit mehr als 100 Metern Höhe sind in Bau. In Bau ist weiter das nach Fertigstellung höchste Bauwerk der Erde, der Burj Dubai. Seine Höhe wird zwischen 700 und

1011 m liegen. Jumeirah Islands bekommt 50 künstliche Inseln mit jeweils 16 Villen. Sie sind finanziert und in der Planung.
Glauben Sie nicht, dass sich die geschäftstüchtigen Araber dort genau angesehen haben, was es mit dem Abschmelzen der Polkappen, dem Gletscherschwund und dem Anstieg der Meere in Wirklichkeit auf sich hat? Glauben Sie, dass diese durchs Ohr gepusteten Geldgenies dort am Meer, in 0 Meter über NN, bauen würden und zwar für mehrere 100 Milliarden EURO, wenn das Getöse des IPCC über den Klima-Gau in 13 Jahren realistisch wäre? Genau zu der Zeit, wo Dubai mit seinem Aufbau als neues Manhattan, größtem Vergnügungspark der Erde und zahlreicher anderer Superlative fertig geworden ist? Glauben Sie, dass Dubai eine oder mehrere Versicherungen auf der Erde oder im eigenen Stadtstaat finden würde, welche diese gigantischen Bauwerke versichern würden, wenn die Prognosen des IPCC auch nur einen Funken an Wahrheit hätten? Nein, das glauben Sie wohl nicht. Wir auch nicht. Auch deshalb bleibt der vom IPCC angekündigte Klima-Gau eine Lüge, aber wie oft bei Lügen, mit ganz bestimmter Zielrichtung.

Ethik der Wissenschaftler - früher

Wenn man sich nun aber durch die ewigen Panik erzeugenden Nachrichten der sogenannten Wissenschaftler verunsichert fühlt und sich selbst die Frage stellen muss: Was stimmt denn nun und was nicht, so hat der über alle Fragezeichen wissenschaftlichen Aktionismus' erhabene Nobelpreisträger Max Planck eine simple Antwort, die mir gefällt.
Er sagte: "Was ist nun unter allem, was wir wissen und was wir uns gegenseitig mitteilen können, das Allersicherste, das, was nicht dem geringsten Zweifel unterliegt? Darauf gibt es nur eine einzige Antwort: es ist das, was wir selber an unserem eigenen Leibe erfahren. Und da die exakte Wissenschaft es mit der Erforschung der Außenwelt zu tun hat, so dürfen wir gleich weitersagen: es sind die Eindrücke, die wir im Leben unmittelbar durch unsere Sinnesorgane Auge, Ohr usw. von der Außenwelt empfangen.
Wenn wir etwas sehen, hören, fühlen, so ist das einfach eine gegebene Tatsache, an der kein Skeptiker rütteln kann." Und Planck sagt weiter: "Nicht nach der Qualität, sondern nur nach dem Grad der Feinheit und Vollständigkeit unterscheidet sich das wissenschaftliche von dem gewohnheitsmäßigen Denken, etwa so, wie sich die Leistungen eines Mikroskops von den Leistungen des bloßen Auges unterscheidet."
Und eben an dem, was Planck von der Wissenschaft fordert: **„...sondern nur nach dem Grad der Feinheit und Vollständigkeit unterscheidet sich das wissenschaftliche von dem gewohnheitsmäßigen Denken...“,** diesem Faktum mangelt es den sogenannten Klimawissenschaftlern, denn sie produzieren nur sehr vage Ergebnisse ihrer politisch beauftragten und geforderten Forschungsergebnisse, die alle gleich sind in ihrer Bandbreite, nämlich „von...bis“.
Bezüglich der Ethik der Wissenschaftler gab der Philosoph Karl Popper 1982 im österreichischen Fernsehen bekannt,

wie er die Situation sieht. Er sagte: „Der alte Imperativ für den Intellektuellen ist: Sei eine Autorität. Wisse alles in deinem Gebiet. Wenn du einmal als eine Autorität anerkannt bist, dann wird deine Autorität auch von deinen Kollegen beschützt werden, und du musst natürlich deinerseits die Autorität deiner Kollegen beschützen. Ich brauche kaum zu betonen, dass diese alte professionelle Ethik immer schon intellektuell unredlich war. Sie führt zum Vertuschen der Fehler um der Autorität willen."

Poppers Zeitgenosse Paul Feyerabend ging noch einen Schritt weiter. Eine wissenschaftliche Untersuchung von Ideen, Hypothesen, Prozeduren und Standpunkten kann nicht darin bestehen, dass man diese Dinge mit den Methoden, Tatsachen und Theorien der angemessen wissenschaftlichen Disziplinen vergleicht und sie verwirft, wenn sie nicht in diesen Rahmen passen. Ein solches Verfahren ist nicht nur naiv, sondern widerspricht auch dem, was wir von wichtigen Episoden der Geschichte der wissenschaftlichen Forschung wissen. Feyerabend sagte wörtlich: „Selbst die hoffnungsloseste Idee kann sich am Ende in ein grundlegendes wissenschaftliches Prinzip verwandeln, selbst das grundlegendste Prinzip kann sich als ein dummer Irrtum herausstellen. Und vergessen wir nicht, dass die Maßstäbe, aufgrund derer wir das alles beurteilen, genauso beweglich sind wie die beurteilten Leistungen."

Der Wolf kommt

Jetzt, Anfang des Jahres 2007 werden die Menschen wieder gepeinigt mit dem Märchen vom Wolf. Ganz früher wurden die Menschen geängstigt mit dem Klassiker vieler früherer Drohungen: „Der Wolf kommt."

Für ca. ein Jahrhundert war ein gängiger Panikmacher: „Die Russen kommen". Er diente den Interessenten der Panikmache bis in die Zeit des Kalten Krieges und hatte wohl seine Geburt 1915, als die Russen im ersten Weltkrieg in Ostpreußen eindrangen und hatte dann seinen realistischen Höhepunkt 1945, als der damalige deutsche Osten von den Russen „heimgesucht“ wurde, als sie bis Berlin vordrangen. Die Modernität der Überflussgesellschaft der entwickelten Nordhälfte der Erde sucht nach anderen Gruselgeschichten. So hat sich der Wolf von früher auch ein anderes Domizil gesucht, und er hat auch seinen Namen gewechselt. Er ist aus den Steppen Sibiriens und anderswo ausgewandert und sitzt jetzt, seit einigen Jahren in einem Treibhaus, das die Klimagewinnler um die Erde herum errichtet haben und nennt sich CO_2. Jawohl, der moderne Wolf ist CO_2.

Ob die modernen Klimagewinnler dies auch so sehen? Wohl kaum. Ihr schönes Gebäude vom kommenden Klima-Gau mit dem schönen bisherigen Ergebnis, erst einmal den Menschen als Schuldigen konfektioniert zu haben, ist doch für den Anfang schon mal was.

Halten Sie sich als Leser dieser Zeilen bitte immer folgende Fakten vor Augen:
Die Erde existiert seit ca. 4,6 Milliarden Jahren. Die Klimakatastrophe wurde vor 20-25 Jahren „erfunden“.
CO_2 ist ungefähr mit einem Volumenanteil von 0,03% in der Erdatmosphäre vorhanden, wie Sie nun schon wissen. Dieser Prozentsatz ist so gering, dass es messtechnisch schwierig ist, nennenswerte Veränderungen überhaupt exakt zu erkennen.

Jetzt geht´s ans Eingemachte. Jetzt wird kassiert!

Folgende wesentlichen finanziellen Veränderungen auf Erden werden den Menschen entsprechend der sogenannten Forschungsergebnisse (Klimakatastrophe) aufs Auge gedrückt, damit sie Angst bekommen und das tun, was die hohe Politik via Pseudoforschern verlangt:

Dazu Sir Nicholas Stern, ehemaliger Chefökonom der Weltbank:
Es könnten 5,5 Billionen Euro werden, die benötigt werden würden, um die Schäden zu beseitigen, wenn die Menschen weiterhin so gewaltige Mengen CO_2 in die Atmosphäre pumpen. Jedenfalls kostet ein Gegensteuern die Weltwirtschaft jährlich 1% des BIP.

Resümee des dritten Aktes:
Wir sind nun schon tief eingedrungen in die Materie des „Anthropogenen Treibhauseffektes" und konnten feststellen, dass wesentliche Behauptungen des IPCC, der Mensch sei der Schuldige am sogenannten Treibhauseffekt, nicht stimmen. Sie stimmen deshalb nicht, weil die Basiswerte über den CO2-Gehalt der Atmosphäre absichtlich gefälscht wurden. Sie stimmen deswegen nicht, weil der Wasserdampf in der Erdatmosphäre keinerlei Berücksichtigung bei den entsprechenden Berechnungen fand.

4. Akt

Im letzten Akt kommen wir nun dazu, darzustellen:

Wozu der riesige Aufwand des IPCC?

Wir interpretierten Ihnen von Anfang des Buches bis jetzt, dass es beim Aufruf an die Weltbevölkerung durch das IPCC, sich für die Klimakatastrophe fertig zu machen, nach allen Prüfungen der mageren angeblich wissenschaftlichen Unterlagen um einen ausgereiften Schweizer Käse mit kirschgroßer Lochung handelt.

Die Löcher in der Beweisführung für die Behauptung der Existenz eines „Anthropogenen Treibhauses" durch die oberste Klimabehörde der Erde, die von niemandem kontrolliert wird, wurden Ihnen in Kapitel 3 zur Kritik vorgelegt. Die größte Mängelrüge muss für die Unterschlagung des Anteils des Wasserdampfes in der Luft erteilt werden, denn er gehört mit dem höchsten Anteil eindeutig zu den Spurengasen der Atmosphäre. Der Einfluss variierender Sonnenaktivitäten wird ebenso unterschlagen wie die Messung exakter Durchschnittswerte für den CO_2-Anteil innerhalb der Atmosphäre. Empörend ist, dass dieser Wert, auf dem die gesamte Konstruktion des Treibhauseffektes beruht, allein von einem einzigen vom IPCC ausgesuchten Observatorium geliefert wird.

Wir machten Sie mit Irrtümern der Wissenschaft bekannt, wobei wir akzeptieren, dass es sich bei den entsprechenden

Beispielen um „echte Irrtümer“ der betreffenden Lieferanten handelte.

Die Fehler, die in absolut mangelhafter Beweisführung bezüglich der Existenz des „Anthropogenen Treibhauseffektes“ erkennbar sind, lassen keinen anderen Schluss zu, als dass ein solcher Effekt nicht existiert und dass die beschriebenen Fehler absichtlich gemacht wurden.

Wiederholung (muss sein, weil es sich hier definitiv um das gigantischste Betrugswerk der Neuzeit handelt):
Die Handhabung der vom IPCC gelieferten fehlerhaften Messdaten bezüglich der Erderwärmung lässt den Verdacht aufkommen, dass der Mensch unbedingt als Täter und Schuldiger angeprangert werden sollte. Nur, wenn der Mensch der Schuldige ist, lassen sich entsprechende Gesetze mit entsprechenden finanziellen Folgen für die Menschheit (zuzügliche Ausgaben auf der Seite der gesetzlich Manipulierten; Einnahmen auf der Seite derjenigen, die das Szenario dazu lieferten) inszenieren. Sollte die Natur der Schuldige sein, so muss der Plan, die Menschheit in weitreichende Gesetze, die das ganze Leben verändern könnten (siehe z.B. unseren Kommentar über die Maisverknappung in Mexiko und die Folgen), zu verpacken, aufgegeben werden.
Rückrudern ist nicht das Ziel des IPCC.

Da nur eine Organisation weltweit die Informationen über das Klima kontrolliert, hat sie es in der Hand, zu bestimmen, ob, wodurch, wieso, ab wann, durch wen, usw. Klimaveränderungen stattfinden.

Dieses von extern, also von außerhalb des IPCC, zu ändern wird schwierig sein, da das IPCC zur UNO gehört. UNO ist ganz oben. Mehr geht nicht.

Da Sir Nicholas Stern, ehemaliger Chefökonom der Weltbank, vor kurzem den finanziellen Mindestbedarf zur Einschränkung größerer Schäden durch die angekündigte Klimakatastrophe mit zunächst ca. 5,5 Billionen angab, wird sichtbar, worum es geht: Um Geld; es geht um sehr viel Geld.

Wenn es um viel Geld geht, dann steht immer das Großkapital dahinter oder daneben; auf jeden Fall bereit. Das Großkapital wäre nicht das, was es ist, wenn es ihm nicht gelungen wäre, seine Ideen zur Kapitalmaximierung zu verwirklichen. Welche soliden oder auch kriminellen Wege dazu gegangen wurden, kann man in mehreren 100 Biographien in der internationalen Literatur nachlesen.

Das IPCC könnte ein Opfer solcher Aktivitäten, nennen wir sie Machenschaften, werden oder bereits geworden sein.
Die von Sir Stern genannte Summe ist attraktiv genug, um sich Ellenbogenschoner und Spikes zu besorgen, um sich seinen Anteil zu sichern.
Wir werden Ihnen jetzt aufzeichnen, wozu eine Klimakatastrophe gut ist und wem sie gut tut.

Zunächst ein Vergleich wichtiger CO_2-Produzenten:

Es erzeugen pro Jahr:

1 Kühlschrank	100 kg CO_2
1 Auto	2000 kg CO_2
1 Mensch (beim Ausatmen)	750 kg CO_2

Bekanntlich gibt es viel mehr Menschen als Autos. Es gibt auch mehr Menschen als Kühlschränke. Und es kommen jedes Jahr ca. 110 Millionen neu hinzu; nicht Kühlschränke,

sondern Menschen. Sie alle müssen atmen. Und, was viel schlimmer ist, ausatmen.
Deswegen konstatieren wir zu Beginn des 4. Akts noch einmal die Feststellungen des IPCC zum Klima:
Der Mensch ist ein Klimakiller. Er produziert 0,0009% CO_2, nämlich 3% des Gesamtanteils des in der Atmosphäre enthaltenen CO_2.
Und das soll er bezahlen, der Bösewicht.

Gehen wir einmal davon aus, dass die Klimakatastrophe geeignet ist, ein gigantisches Geschäft ins Rollen zu bringen. Bevor ein Geschäft solcher Größenordnung gestartet wird, muss die Werbung anrollen. Hier in unserem Falle wird die Werbung mittels Angst durchgeführt. Die Themen der Medien sind seit Monaten die gleichen. Hier eine gewisse Rekapitulation:

Fernziele für das Klima
In der Klimafalle
China wächst auf Kosten des Klimas
Wir müssen jetzt umsteuern
Klimakiller Kohle muss weg
Immer weniger Gletscher im Gebirge
Die Situation ist bedrohlich
Europa braucht sparsame Autos
Klimakatastrophe noch schlimmer

Beim Vergleich der Infos zum Aufheizen des Themas „Klima“ innerhalb der europäischen Presse fällt auf, dass deutsche Heizer am emsigsten arbeiten.
Klar, ein solches Thema kommt so schnell nicht wieder und das muss stetig am Kochen gehalten werden. Dann wird es endlich langlebiger als Vogelgrippe, vergammeltes Fleisch und Hühnerpest, Grippewelle, Ölpreise, Irak-Krieg usw.

Nachdem wir bereits mehrmals darauf hingewiesen haben, dass es beim Klima nicht um das Klima geht - dies kann nicht oft genug wiederholt werden - sondern um ein gewaltiges, über Jahre andauerndes abzuwickelndes Geschäft internationaler Größe, dessen Volumen bereits von kompetenter Stelle mit ca. 5,5 Billionen EURO (in der ersten Stufe) vorgestellt wurde, fangen wir jetzt an zu sezieren.

Sinn der jetzt anzustellenden Untersuchung ist festzustellen, wer sind die Gewinner der Klimageschäfte, wer die Verlierer?

Ich gehe davon aus, dass wir zuerst an dieser Stelle einen Blick auf die Energieversorgung der Menschheit zu werfen haben, weil diese - wenn überhaupt - an der angeblich in 13 Jahren beginnenden Klimakatastrophe durch permanenten beachtlichen CO_2-Ausstoß maßgeblich beteiligt sein soll.

Damit Sie einen Begriff von den Geldbeträgen bekommen, die allein für die Energieversorgung der Menschheit aufgewendet werden, betrachten wir die Zahlen für den Hauptrohstoff, das Erdöl.

Erdöl - Verbrauch - Kosten - Wertermittlungen

Ein Beispiel kommender Geldbewegungen für Neuinvestitionen des Energiemarkts wegen neuer CO_2-Gesetze:
Erdöl ist derzeit noch der wichtigste Energieträger für die Menschen. Derjenige, der die höchsten nutzbaren Vorkommen bietet, ist allerdings die Kohle.
Von den Hauptrohstoffen zur Energieproduktion hat Kohle den negativsten CO_2-Wert, gefolgt von Erdöl und Erdgas. Wir bleiben beim Erdöl.

Der Jahresverbrauch an Erdöl in Deutschland beträgt derzeit ungefähr 115 Millionen Tonnen. Davon werden ca. 4 Millionen in Deutschland gefördert. Der tägliche Weltverbrauch an Erdöl beträgt derzeit ca. 84 Millionen Barrel.

So betragen die weltweiten täglichen Kosten allein für den Energieträger Erdöl bei einem Durchschnittspreis von $ 61 pro Barrel ca. 5 Milliarden US-$. Macht einen Jahresaufwand von knapp 2 Billionen US-$.
Bleiben wir zunächst bei den Weltausgaben fürs Öl in Höhe von 2 Billionen US-$ und denken wir daran, dass diese Summe um denjenigen Betrag vergrößert werden muss, der in gleicher Zeiteinheit aufgewandt wird, um eine den Sicherheitsvorschriften entsprechende Förderung incl. Transport (nur des Energieträgers Erdöl) bis zu den Endverbrauchern zu garantieren. Rechnen Sie 50% des Rohstoffwertes hinzu, dann kommen Sie auf 3,5 Billionen $. Und das nur für das Erdöl.

Berechnen Sie den Aufwand für die anderen Energieträger, welche die Menschheit jährlich benötigt, um nach den derzeitigen Kriterien zu existieren, dann kommen Sie auf einen Gesamtfinanzierungsbedarf von ca. 5 Billionen US-$ ohne

Kosten für Produktion, Versand, Abschreibung, Steuern, etc. Die Gesamtkosten für die jährliche Energieversorgung der Menschheit mittels der 3 Hauptenergierohstoffe können Sie locker mit ca. 10 Billionen US-$ veranschlagen. Das sind schon gigantische Summen, die im Energiegeschäft bewegt werden.

Um den neuen Klimaabkommen Rechnung zu tragen, müssen die Einzelmitglieder des Kyoto-Abkommens weltweit mehrere 100 Kraftwerke zur Energieerzeugung neu bauen, denn alte Kraftwerke mit schlechten CO_2- Werten müssen abgerissen werden.
Sie ahnen sicher, um welche wirklich gigantischen Geschäfte es sich handelt, wenn die Vorgaben des IPCC via Kyoto-Abkommen, allein bezüglich möglichst CO_2-armer Energieversorgung der Menschheit, erfüllt werden sollen.

Wiederholung: **Dies ist nur ein Beispiel dafür, dass der bereits in Gang befindliche gesetzliche Eingriff der UNO via IPCC und weiter hinab in die Einzelländer zur Steuerung des CO_2-Ausstoßes durch menschliche Aktivitäten unvorstellbare Geldmengen in Bewegung bringen wird.**
Diese bewegen sich von den Zahlenden zu den Kassierenden.

Der Komplex Klima erzeugt ja durch eine durch die UNO zu empfehlende und via IPCC in Aktion gesetzte Gesetzesmaschinerie (die erst dabei ist, sich richtig zu etablieren – wie in jeder Beamtenhierarchie!) Aktivitäten, die zu Mehraufwand finanzieller Art auf allen Gebieten über die Primärenergien, Rohstoffförderung, Transport und Verkehr, Tourismus, Hoch- und Tiefbau, Haushaltsgeräte, Kommunikation, Arbeit- und Freizeitgestaltung etc., etc. in beachtliche Dimensionen führt. Damit fängt das Geschäft an, sich zu bewegen und zu entwickeln.

Es ist keinesfalls so, dass bei den großen kommenden Geschäften, mit denen wir alle die angebliche Klimakatastrophe finanzieren dürfen, die ausführenden Institutionen und Organe auch die soziale Komponente ins Visier nehmen, um mehr Gerechtigkeit zu verteilen.
Nein, der kommende Mehrwert der gesamten Umstellungen der jetzigen Lebensweise auf eine andere (bessere?) Welt ist so riesig – schon wird er von kompetenter Stelle mit zunächst 5,5 Billionen EURO beziffert, worauf wir wegen der Größe bereits mehrmals hinwiesen – so dass er nur durch die Masse der Menschen, und das sind die ärmeren Schichten, zu finanzieren ist.
Ich bitte um Verständnis, wenn ich den finanziell Minderbemittelten, den Verlierern, den Ausgebeuteten und Auszubeutenden bei der Aufzählung dessen, was ihnen bereits angetan wurde, und dem, was ihnen noch bevorsteht, den Vortritt lasse vor den Kriegs- und Weltuntergangsgewinnlern im Kampf ums Klima.

Beispiel:

Es sind immer die Kleinen, Armen, Kranken und Schwachen dieser Erde. Es sind dies die Underdogs, denen niemand hilft. Von ihnen gibt es Hunderte von Millionen. Sie kommen in allen Ländern vor. Sie bekommen keine ausreichende Ausbildung, sie bekommen keine Arbeit, sie bekommen ein paar Dollar oder EURO zum...ja, zu was? Und dann geraten sie auf die schiefe Bahn und wenden Gewalt an, um ein Brötchen zu klauen.
Und nun werden ihnen, durch einen Beschluss der UNO, den CO_2-Ausstoß zu verringern, mit allen „relevanten“ Folgen, z.B. die Grundnahrungsmittel so verteuert, dass Aufstände

voraussehbar sind, wenn sich die Preislawine für Getreide, Mais etc., das jetzt für Herstellung von CO_2-freiem Benzin und Öl gebraucht wird, weiter in die Richtung nach oben bewegt wie in jüngster Zeit. Und das wird sie tun. Denn nicht die Verbesserung der Lebensqualität der eben erwähnten Menschengruppen ist das Anliegen der UNO, sondern das kommende Geschäft mit allen „relevanten“ Sparten der Großindustrie, ein sogenanntes Rundum-Geschäft mit erheblichen Möglichkeiten fürs kick-back.

Erneuerbare Energien Bio-Kraftstoffe

Der jahrelange Kampf der in Deutschland besonders aktiven Grünen gegen Atom und für erneuerbare Energien ist bekannt. Dieser Kampf geht nunmehr in eine neue Runde, da die Klimakatastrophe Hilfe für die eine oder andere Richtung präsentieren wird.

Das Schlagwort der Grünen ist u.a. das Wort „Erneuerbare Energie". Wie man Energie, die nie verloren gehen, aber von der einen Form in die andere transformiert werden kann, erneuern kann, das können wohl nur Grüne oder Werbefachleute erklären.

Zu den erneuerbaren Energien zählen Bio-Öl und Bio-Sprit, zusammengefasst als Bio-Kraftstoffe. Beide Produkte sollen die aus Erdöl hergestellten Kraftstoffe ersetzen.

Grund: Die Rohstoffe, die für die Erzeugung von Bio-Kraftstoffen verwendet werden, sind CO_2-freundlicher und können nur soviel CO_2 als (angeblichen) Schadstoff produzieren, wie sie dies ihrerseits beim Wachsen mittels der Photosynthese aufgenommen haben. Sie, also die Bio-Kraftstoffe, sind bezüglich Schadstoffemissionen angeblich ungefährlicher als die aus Erdöl hergestellten Produkte.

Nur, zu ihrer Herstellung werden wieder Kohle-, Gas-, Ölkraftwerke benötigt, um die nötige Energie von der Umwandlung der Pflanzen in Kraftstoffe zu liefern.

Beispiel:

Da die an dem relativ neuen Produkt „Bio-Kraftstoffe" beteiligten Parteien nicht gleiche Ziele verfolgen, gibt es selbstredend keine Energie- bzw. CO_2-Bilanzen, welche darüber

exakte und wahrheitsgetreue Werte liefern, wie die durchschnittlichen CO_2-Werte beim Verbrennen von Bio-Kraftstoff im Verhältnis zu Erdöl aussehen. Selbstverständlich unter Einbeziehung der Werte, welche die Herstellung des Bio-Kraftstoffs seinerseits verursacht, dadurch, dass er erst in diversen chemischen Prozessen vom Rohstoff wie Rüben, Raps usw. zu Bio-Diesel etc. veredelt wird.
Es ist anzunehmen, dass die Vergleichswerte dann nicht mehr so grandios aussehen würden, wie die Lobby von Umwelt und Umwelthilfsmitteln uns dies berichtet.

Der Absatz von Biodiesel in Deutschland hat sich z. B. von 2000 bis 2006 von ca. 400.000 Tonnen auf ca. 2.3 Millionen Tonnen erhöht. Diese Menge entspricht ungefähr 2% vom derzeitigen Erdölverbrauch Deutschlands. Wichtigster Rohstoff als Öllieferant für Bio-Kraftstoff ist in Deutschland der Raps. Was nun ökologisch auf den ersten Blick als großartige Maßnahme von den Klimaanbetern gefeiert wird, hat, wie immer, einen Pferdefuß. Biodiesel und auch das Ethanol müssen, wie bereits erwähnt, erst über verschiedene industrielle Veredelungsverfahren zu dem gemacht werden, was sie darstellen sollen: Kraftstoffe für normale Kraftfahrzeuge aller Art. Und diese Ver- und Bearbeitungsprozesse verschlingen wiederum Energie, die aus fossilen Rohstoffen stammt und somit wiederum CO_2 erzeugt.
Zur Ethanolgewinnung dienen Mais, Weizen, Roggen, Zuckerrohr, Zuckerrüben etc. Wie man sieht, sind die Rohstoffe für diese Kraftstoffe Nahrungsmittel, die somit wiederum der Ernährung der Menschheit entzogen werden. Schon gibt es Aufstände in einigen Ländern, weil die Grundnahrungsmittel, z.B. Mais in Mexiko, sagenhafte Preissteigerungen erlebten. Und die Menschen können dies einfach nicht mehr bezahlen.

So bahnt sich möglicherweise ein neues Drama an.
Das Drama könnte heißen:
Menschen verhungern, weil Nahrungsmittel zu KFZ-Treibstoffen verarbeitet werden.

Es schreibt Rolf H. Latusseck in der Welt am Sonntag: „Theoretisch können Biokraftstoffe in Reinform und in ihren chemischen Abwandlungen die mineralischen Kraftstoffe vollständig ersetzen.
Aus ökologischer Sicht ist jedoch zu bedenken, dass sie genauso wie Nahrungspflanzen angebaut werden. Das bedingt eine vorbereitende Bodenbearbeitung, Aussaat, Düngung, Pflanzenschutz, Ernte und Verarbeitung des Erntegutes einschließlich des Transportes. All dies kostet eine Menge Energie.
Der Trecker des Bauern verbrennt Dieselkraftstoff. Und die Herstellung von Stickstoffdünger ist extrem energieaufwendig. Ob Bio-Kraftsstoffe wirklich umweltfreundlicher sind und durch ihre Verwendung als Treibstoff weniger CO_2 in die Atmosphäre gelangt, können erst Ökobilanzen ermitteln. Ökobilanzen sind nur mit Hilfe großer Datenmengen und unter Berücksichtigung einer Vielzahl von Aspekten zu erstellen. Wegen dieser Komplexität sind sie fast immer angreifbar.“

Und schon passiert das, was immer passiert, wenn es ums Geld geht und mehrere Gutachten eingeholt werden müssen. Der eine kommt zu diesem Ergebnis, der andere zu jenem. Je nachdem, was ihm geboten wird. Nicht wahr? Geschäft ist Geschäft und da es besonders hier bei dem ganzen Klima-Drama nur ums Geschäft geht, wie wir es Ihnen gerade schildern, macht man bei Gutachten eben Angebote von Auftraggeberseite, die der Gutachter (wissenschaftlicher Assistent) eben nicht ausschlagen kann.

Latusseck schreibt weiter und kommt zum Knackpunkt der Bio-Kraftstoffproduktion:

„Eine wesentliche Frage taucht schon jetzt auf, und sie wird mit steigender Bedeutung der Biokraftstoffe drängender werden:
Wie weit ist es überhaupt ethisch vertretbar, Ackerland für Energiepflanzen zu nutzen, solange noch Menschen hungern?“

Wer macht denn nun den Reibach bei Produktion und bei Vertrieb der Bio-Kraftstoffe?
Da sind zuerst einmal die Bauern. Die Förderung des Bio-Diesels ist eine politische Entscheidung. Die Verteuerung des Rapsöls war eine indirekte Folge des Aufsaugens des Angebotes durch den Staat, der wiederum das CO_2 reduzieren will. Seit Monaten werden den Bauern ihre Produkte wie Getreide, Mais, Kartoffeln etc. sozusagen aus der Hand gerissen. Da das Angebot mit der Nachfrage der Ölmühlen, Zuckerrübenverarbeiter und Bioraffinerien nicht Schritt halten kann, verteuern sich diese landwirtschaftlichen Produkte. Die Bauern bestimmen derzeit die Rohstoffpreise. Das freut die Bauern, die sich seit Jahren endlich mal wieder in der Vorhand fühlen. Zwar nicht alle, aber doch viele. Und die anderen gucken ab, was die anderen machen und womit die Geld verdienen.

Die EU will sich als Vorreiter beim Klimaschutz profilieren. Die EU hat sich zum Ziel gesetzt, die Mineralölindustrie zu zwingen, bis 2020, also in 13 Jahren (das ist, wie Sie sich erinnern werden, das Jahr, in dem die Klimakatastrophe ihren Anfang nimmt), 10% Biokraftstoffe ihrem Benzin und Diesel beizumischen.

So weit, so gut. Die Mineralölindustrie schweigt derzeit noch über diese Pläne. Kritik kommt jedenfalls, und dies erstaunlicherweise nunmehr von den Grünen, die jahrelang getönt haben, der Kraftstoff für Autos müsse auf mindestens 5 EURO steigen und es solle mehr Bio-Kraftstoff produziert werden.

Inzwischen haben die USA den Bio-Kraftstoff auch entdeckt und kaufen rings um ihren Kontinent, am meisten im Süden, in Mexiko, den Mais in großen Mengen auf, um ihn, wie das IPCC es fordert, mehr CO_2-freie Kraftstoffe für die KFZ-Branche herzustellen.

Der US-Anwalt der Grünen in den USA, der US-amerikanische Umweltschützer Lester Brown, hat auf sich aufmerksam gemacht. Dieser nun prophezeite kürzlich eine gefährliche Konkurrenz zwischen Mensch und Auto um landwirtschaftliche Anbauflächen, Wasser und Getreide.

Die Maismenge, die benötigt wird, um 100 Liter Ethanol herzustellen, genügt, um einen Menschen ein ganzes Jahr lang zu ernähren. In zwei Jahren würden die USA 50% ihrer Maisernte für Biosprit verarbeiten, sofern der Ausbau der dafür vorgesehenen Destillationsanlagen planmäßig vorangeht. In armen Ländern, die auf Import, auch aus den USA, angewiesen sind, so argumentierte der Anwalt der Grünen in den USA, drohen destabilisierende politische Hungerrevolten.

Die Brüsseler Umweltkommission entgegnet, Biokraftstoffe der zweiten Generation würden dieses Problem lösen. Nur weiß noch niemand, wann und wie diese auf den Markt kommen. Jedenfalls werden bis dahin zahlreiche Menschen verhungert sein. Aber sie werden mit Sicherheit nicht als Opfer der Klimakatastrophe mitgezählt werden.

Auswirkungen des Hype um die Klimakatastrophe sind in Mexiko bereits in vollem Gange

Bleiben wir noch einen Augenblick in Mexiko. Das Land hat ca. 120 Millionen Einwohner, wovon ca. 1/6 in der Hauptstadt Mexico-City lebt. 1975 gab es erst halb so viele Mexikaner. Zwar zählt Mexiko heute nicht mehr zu den Entwicklungsländern, aber der enorme Geburtenüberschuss gestattet es dem Land nicht, sich schneller unabhängig zu machen. 40% der Bevölkerung lebten 2003 unter der Armutsgrenze. Hauptnahrungsmittel ist Mais.
Bevor Mexiko dem North American Free Trade Agreement (NAFTA) 1994 beitrat, wurden Mais und Weizen in ausreichender Menge im eigenen Land durch die Landbevölkerung angebaut. Nach diesem Beitritt schwappten die billigen und in den USA subventionierten landwirtschaftlichen Produkte über die Grenze nach Süden und die Bauern bauten kaum noch Mais an, weil sie preislich nicht konkurrieren konnten.
Nunmehr kommt die Quittung. Seit Jahren werden die USA wegen ihrer sturen Haltung bezüglich des „anthropogenen Klimaeffektes“ gescholten. Obwohl es, wie wir in diesem Buch an Hand zahlreichen Beispiele bewiesen, keinen solchen von Menschen gemachten Effekt gibt, beteiligen sich die USA nun in ersten Schritten an der Bekämpfung dieses fiktiven Ungeheuers. Die Folge für die Mexikaner:
Das bei ihnen benötigte Maismehl wird in den USA zu ertragreichem Bio-Sprit verarbeitet. Sie, die Mexikaner, müssen hungern. Niemand fragt sie, ob sie lieber verhungern oder durch die kommende Klimakatastrophe umkommen wollen.

In Mexiko-City ist der Preis für Maisfladen innerhalb von 6 Wochen von 40 auf 75 Eurocent gestiegen. Da die aus Mais gemachten Tortillas für die Mexikaner das sind, was Nudeln

und Makkaroni für die Italiener, nämlich Hauptnahrungsmittel, ist die ganze Angelegenheit plötzlich von höchster nationaler Priorität.
Die Tonne Mais, also 1.000 kg, kostete vor einem Jahr ungefähr 100 EURO. Inzwischen sind es 250 EURO.
An diesem Beispiel werden Sie erkennen, was wir zu Anfang dieses Buches damit meinten, dass der von der UNO bzw. ihrem verlängerten Klima-Arm, dem IPCC, erklärten Krieg gegen ein fiktives Gespenst, dem „Anthropogenen Klimaeffekt", Veränderungen größten Ausmaßes in vielen, möglicherweise in allen Ländern dieser Erde nach sich ziehen wird.

Beispiel 1:

Die USA produzieren derzeit in 100 Fabriken 18 Milliarden Liter Ethanol pro Jahr. Weitere 60 Fabriken sind in Bau. Die Kosten liegen im mehrstelligen Milliardenbereich. Erhöhen die USA die Ethanol-Produktion weiter deutlich, um den Vorgaben des Kyoto-Protokolls langsam gerecht zu werden, so werden die Mexikaner hungern. Und das bedeutet schwere Aufstände an der Südflanke der USA.

Der Sozialist Hugo Chávez, Präsident von Venezuela, welches gleich um die Ecke rum, südlich von Mexiko liegt, wartet nur darauf, dass sich Mexiko mit den USA in die Haare kriegt. Venezuela ist ein bedeutender Öl-Exporteur in die USA. Die Erdölproduktion in Venezuela ist fast komplett verstaatlicht. Die USA benötigen das dortige Öl vor ihrer Haustür. Im Orinocco-Becken in Venezuela werden die möglicherweise größten Erdölvorkommen der Erde vermutet. Mexiko hat ebenfalls bedeutende Erdölvorkommen.

Sollte es in Mexiko Unruhen geben wegen der eben geschilderten Ernährungssituation, so entsteht an der Südflanke der

USA eine prekäre Situation, die unabsehbare weltweite politische Folgen haben könnte. Mexiko könnte den USA drohen, kein Öl zu liefern und Chávez in Venezuela klatscht in die Hände und sagt:
„ Da mache ich mit." Was dann?
Nur an diesem einen Beispiel vermögen Sie bitte erkennen, was die UNO via IPCC mit ihrem Ziehkind CO_2 und dem angeblichen Treibhauseffekt für Imponderabilien heraufbeschwört.

Beispiel 2:

Was passiert wohl, wenn andere Staaten, nehmen wir an in Ostasien, wo die großen Menschenmassen dieser Erde leben, plötzlich Reis zu Benzin und Öl verarbeiten müssen, um vom jetzigen Erdöl oder der Kohle wegzukommen? Immer nach den Vorschriften des IPCC via Kyoto-Protokoll? Und diese Vorschriften, besonders für China, sind in Vorbreitung.
Die Beantwortung dieser prekären Frage überlasse ich Ihrer Fantasie.

Kleineres Beispiel 3:

Die deutsche Margarineindustrie steht nach Einschätzung ihres Fachverbands auf Grund des Biodiesel-Booms vor einschneidenden Preiserhöhungen. Rapsöl hat sich innerhalb eines Jahres um 20% verteuert. Der Fachverband weist bezüglich der Verteuerung auf die politische Förderung des Biodiesels hin und sagt: „Damit hat sich das Angebot an Rapsöl total verknappt."

Noch bevor die ganz großen Geschäfte, welche die UNO, immer via IPCC, mittels der Drohung auf „Klimakatastrophe", anleiern kann, sehen wir bereits, z.B. in Mexiko, die Auswirkungen für den „kleinen Mann", Otto Normalverbraucher und Lieschen Müller. Überall auf der Erde sind

Otto und Lieschen zu finden. Ihre Spezies macht sogar die Mehrzahl aller Menschen auf dieser Erde aus. Aber sie haben keinen Einfluss, da sie keine Lobbyisten haben, weil diese wiederum für Otto und Lieschen nicht bezahlbar sind bzw. gerade an anderen lukrativeren Projekten arbeiten. Also, noch bevor das große Rad gedreht wird, werden Otto und Lieschen damit bekannt gemacht, dass ihre Margarine, ihr Rapsöl, ihr Mais, ihr Zucker, demnächst ihr Brot – Brot für die Welt wird abgeblasen, der neue Siegesruf heißt dann „Weizen und Gerste für Bio“ - drastisch teurer werden.

Wie partizipiert der Staat am Klima?

Zunächst einmal dadurch, dass er bzw. seine höchsten Beamten Emsigkeit entwickeln, und einen Aktivismus an den Tag legen, der scheinbar um das Wohl seiner Bürger besorgt ist.

Der Profilierung einzelner Spitzenbeamter, wie z.B. Umweltminister, Wirtschaftsminister, ihrer Staatsekretäre etc. steht nun nichts mehr im Wege, genau wie zu Zeiten der Vogelgrippe, von BSE, Entdeckung von Feinstaub usw., so dass diese Leute häufig im Fernsehen auftreten dürfen und in den anderen Medien ebenfalls zur Schau gestellt werden.
Da sie nun berühmt werden, kann ihrer Beförderung, nach späterem möglichen Wahl- oder Mandatsverlust, auf einen neu zu schaffenden Direktorenposten eines neuen Umwelt- oder Klimainstituts nichts mehr im Wege stehen.
Wir wollen uns bemühen, diese etwas bissige Bemerkung unsererseits bezüglich der vorgetäuschten Emsigkeit der Politiker durch erweitertes Beweismaterial nicht weiter zu vertiefen.
Auch halten wir uns nicht mehr lange bei ihm auf, beim Staat, jedoch lange genug, um eine kleine Bemerkung über ihn mit einzuflechten. Wir können ihn hier nicht einfach total übergehen. Das gehört sich nicht. Immerhin ist er unser Vater. Und deshalb wird er uns in Kürze neue Pässe verordnen. Klimapässe: Fürs Auto, fürs Motorrad, Haus, Motorboot, Schrebergarten, für alles, wo man die staatlich verordnete Bekämpfung von CO_2 zu belegen hat. Und alles mit saftigen Gebühren und neuen Kontrollinstanzen. Schöne neue Welt, die da auf uns zukommt.
Alles übertrieben, mögen Sie sagen. Dann haben Sie, selbst nach den Vorgängen im Dritten Reich, noch immer nicht begriffen, wozu Ideologien gebraucht und missbraucht werden. Und die Klimakatastrophe hat alle relevanten Vorzei-

chen einer handfesten und mit neuesten Kunststoffen zementierten Ideologie aufzuweisen.

Der Verdacht, dass in Bälde weitere Steuern, nunmehr Klimasteuern, die Steuerzahler belasten werden, ist evident. Bislang ist es noch nicht vergessen, dass vor wenigen Jahren die „Ökosteuer“ erfunden wurde, die sich später, nach näherem Betrachten, lediglich als erpresstes Geschenk des Steuerzahlers zur Liquiditätsverbesserung der geplünderten Sozialkassen herausstellte und mit Umwelt nichts zu tun hatte. Im Jahre 2004 betrug sie, die kassierte Umweltsteuer, 18,1 Milliarden Euro. Eine kommende Klimasteuer wird ein größeres Volumen haben, entsprechend der Gewichtigkeit der Klimakatastrophe.

Also wird auch der Staat am Klima partizipieren und mit erheblichen Beträgen am ganzheitlichen Geschäft teilhaben.
Aus Platz- und Zeitmangel kann hier nicht jeder aufgeführt werden, der in Zukunft, gesteuert vom Hype der Klimakatastrophe, exzellente Geschäfte in mehrstelliger Milliardenhöhe erhoffen kann.
Hier sind die Branchen, bei denen die Kassen kräftig klingeln werden:

Die Energieversorger
Kraftwerksbauer
Autoindustrie
Flugzeugbau
Triebwerksbauer
Eisen und Stahl
Elektroindustrie
Maschinenbau
Schiffbau
Geräte für EDV

Pharmaindustrie
Zementindustrie, Baustoffe, Kunststoffe, usw., usw.

Wie gesagt: Wir können nicht alle berücksichtigen bei unseren Prognosen, aber alle werden beteiligt werden. Die Klimakatastrophe ist so groß, dass für jeden etwas abfallen wird.

Wir fingen bereits mit der Energieversorgung an, betrachteten sodann die Folgen für die Armen und gingen über zu den Möglichkeiten des Staates.
Jetzt machen wir wieder einen Schritt rückwärts und gelangen zu den großen Bösewichtern des CO_2-Ausstoßes. Zwangweise gelangen wir so noch einmal zur den Lieferanten der Primärenergie und ihrer Verarbeiter.
Hier können wir nun auf ein schönes neues Geschäft für die relevanten Firmen hinweisen. Zusätzliche Umsätze und selbstverständliche Gewinne lassen sich damit ohne körperliche Arbeit „einheimsen".

Was wir jetzt beschreiben, ist der moderne Ablasshandel des 20. Jahrhunderts. Wie dieser, der Ablasshandel, vor 500 Jahren funktionierte, beschrieben wir Ihnen zu Anfang des Buches mit dem Schicksal von Armin.

Ablasshandel nach 500 Jahren revitalisiert.

Handelbare Umweltzertifikate als Instrument der Klima- und Energiepolitik

Der Handel mit Emissionszertifikaten wurde Anfang 2005 in der EU eingeführt, um mit einem marktwirtschaftlichen Instrument den Klimaschutz zu fördern. Betreiber von Kraftwerken und Industrieanlagen benötigen seitdem Zertifikate, die sie zum Ausstoß des klimaschädlichen CO_2 berechtigen. Die Zertifikate können untereinander, also zwischen den einzelnen „Sündern" gehandelt werden. D.h., wer weniger CO_2 produziert als ihm gesetzmäßig zusteht, kann überschüssige Zertifikate an diejenigen verkaufen, die mehr Verschmutzungsrechte benötigen. So entsteht der Anreiz, möglichst wenig CO_2 zu produzieren. Zu Beginn des Handels hat der Staat den Firmen die Zertifikate nach festgelegten Regeln überwiegend kostenlos zugeteilt. Der Preis der Zertifikate wird durch zahlreiche Faktoren bestimmt, die vor allem den Einsatz der Energieträger beeinflussen. Wenn Wasserkraftwerke vom Netz und durch Kohlekraftwerke ersetzt werden müssen, zieht der Preis für denjenigen an, der Kohle verbrennt, denn Kohle produziert CO_2 bei der Verbrennung, Wasser hingegen nicht.

Deswegen muss der Betreiber nun Zertifikate kaufen und das kann er nur, wenn er den Kunden wiederum einen höheren Preis für seinen Strom aufbrummt. So entsteht für die Energieversorger durch den Emissionshandel ein zusätzlicher Kostenfaktor.

Sinn der Emissionsgutschriften und ihre Nutzung in Deutschland und Europa.

Am 25.10.2003 trat die EU-Richtlinie zur Einführung eines europäischen Emissionshandelssystems für Unternehmen energieintensiver Industriezweige in Kraft. Unternehmen, die unter die Richtlinie fallen, müssen ab 2005 für ihre CO_2-Emissionen Emissionsrechte vorhalten, die frei handelbar sind und von den Mitgliedstaaten in beschränktem Umfang ausgegeben werden.
Das Handelssystem wird nach einer am 13.09.2004 verabschiedeten Ergänzung der EU-Emissionshandelsrichtlinie (der sog. „Linking Directive“) für projektbasierte Kyoto-Mechanismen (CDM,JI) geöffnet. In diesem Aufsatz wird das mögliche Zusammenwirken von Emissionshandel und projektbasierten Mechanismen dargestellt und die Marktperspektiven für Emissionsminderungsgutschriften in Deutschland und Europa aufgezeigt. Unter Berücksichtigung spezifischer Probleme, wie die Zulassung rein nationaler Projekte und die Regulierung der Anerkennung von Zertifikaten aus Projekten innerhalb der EU, wird diskutiert, in wieweit das Marktpotential für Emissionsminderungsgutschriften ausgeschöpft werden kann. Daneben enthält der Artikel eine Übersicht über die konzeptionellen Grundlagen der unterschiedlichen Zertifikatetypen.

Wenn Sie dies hier lesen, werden Sie wahrscheinlich immer nur „Bahnhof“ verstehen. Sie brauchen sich deswegen nicht zu schämen. Niemand versteht dies. Das soll auch so sein. Denn Sie und ich und andere, wir sollen das alles gar nicht verstehen. Wir sollen nur bezahlen, wenn´s später teurer wird. Und das wird es. Wozu sonst der Aufmarsch? Hier das Geschäft:

Folgendes sieht der Plan des Handels mit CO_2-Zertifikaten vor: Das Recht auf CO_2-Emissionen nach dem Kyoto-Protokoll ist limitiert. Es kann an Börsen gehandelt werden, wie z. B. an der Leipziger Strombörse. Firmen, die CO_2 ausstoßen (emittieren), können Emissionsrechte kaufen, wenn sie mehr CO_2 produzieren, als ihnen gesetzlich zugestanden, und sie können Rechte verkaufen, wenn sie weniger emittieren, als ihnen erlaubt ist.

Geschäfte welcher Größenordnung sind hier zu erwarten? Milliarden!!!

Sie werden gleich lernen, wozu der ganze Handel mit den CO_2-Zertifikaten gut ist.

Der EU-Emissionshandel ist das international wichtigste Instrument bei der Bekämpfung von CO_2, beim Klimaschutz. Darin sind sich Experten wie die für die EU zuständige Energie-Kommission und die der „Deutsche Bank Research" einig. Europa solle durch Emissionshandel zur weltweit treibenden Kraft bei der Umsetzung des Kyoto-Protokolls werden.

„Durch die Versteigerung der Zertifikate kann der Marktmechanismus bereits während des Vergabeprozesses eine bessere Wirkung entfachen." Schreibt das Handelsblatt am 28.01.2007.

Und weiter: "Nachdem sich herausstellte, dass die EU-Länder in der ersten Phase des Emissionshandelssystems ihre Unternehmen ganz offensichtlich zu reichlich mit Emissionsrechten ausgestattet haben, ist der Preis dieser Zertifikate an den entsprechenden Börsen wie der European Climate Exchange (ECX) in Amsterdam oder der European Energy Ex-

change (EEX) kräftig unter Druck geraten und von 30 Dollar je Tonne auf unter 5 Dollar je Tonne abgesackt."
„Anleger können daran mitwirken und gleichzeitig verdienen, wenn sie in Aktien von erneuerbaren Energieunternehmen oder Firmen investieren, die Technologien zur CO_2-Reduktion anbieten. Das geht über den Kauf von Einzelaktien, Fondsanteilen oder speziell zu diesem Themenkomplex aufgelegten Zertifikaten.
Privatanleger befinden sich damit in bester Gesellschaft, denn auch professionelle Großinvestoren hat das Thema Klima bereits auf den Plan gerufen: Die Initiative Carbon Disclosure Project (CDP), ein Zusammenschluss von derzeit 221 internationalen Anlagenprofis mit einem verwalteten Vermögen von umgerechnet 31 Billionen Euro, sammelt bei weltweit führenden Unternehmen Daten zu deren Emissionen und Klimaschutzstrategien und wertet diese aus."

Wie auch aus diesen Nachrichten zu entnehmen ist, werden an den alten und neu eingerichteten Börsen mit und durch die angekündigte Klimakatastrophe bombige Geschäfte gemacht. Ein Fondszusammenschluss, wie der o.a. CDP, der ein Gesamtvermögen von 31 Billionen Euro verwaltet, gibt sich vermutlich nicht mit PEANUTS ab.

Der Markt für die international handelbaren Umwelt- oder CO_2-Zertifikate hat inzwischen weltweit Börsen geschaffen, wo diese Papiere - sie sind inzwischen reguläre Wertpapiere geworden - ge- und verkauft werden können. Welches Volumen der Handel mit diesen Zertifikaten angenommen hat, wird dadurch ersichtlich, dass die **Umsätze, allein in Europa, im vergangenen Jahr 22 Milliarden Dollar betrugen. Und das ist erst der Anfang!**

Ich sagte Ihnen ja mehrmals, dass die Klimakatastrophe große Geschäfte einleiten und produzieren würde. Dazu ist sie ja ausgebrütet worden.

Und jetzt kommen wir zu den ganz Großen dieser Erde, denjenigen, die dafür Sorgen, dass die Erdachse gut geschmiert wird, damit die Welt sich so dreht, wie sie es im Tempo vorgeben; damit sich im ersten, zweiten oder im fünften Gang ihr Vermögen vervielfacht, so wie sie es sich mit der Kommerzialisierung des Wortes „Klimakatastrophe" erhofft hatten. Es sind dies die Geldgenies dieser Erde, die aufgrund ihrer Geldmacht Einfluss bei der Regierung der USA, bei UNO, beim IPCC, bei der Weltbank, bei den Industriegiganten, bei den größten Investmentbanken dieser Erde usw. haben. Sie alle haben gemeinsam dafür gearbeitet, dass die „Klimakatastrophe" nunmehr der Erntezeit entgegen geht. Wie ihr großes Geschäft nun anläuft, beschreibt z.B. Udo Rettberg in einem Artikel des Handelsblattes vom 20.04.2007 mit der Überschrift:

Impulse durch Klimawandel

„Viel früher als andere Teile der Weltfinanzszene haben sich die Börsen bereits den riesigen Herausforderungen des Klimawandels angenommen. Börsen übernehmen heute die führende Rolle bei der Umsetzung des Kyoto-Protokolls der Vereinten Nationen. Darin haben sich führende Industrienationen völkerrechtlich verbindlich verpflichtet, ihren Ausstoß an schädlichen Treibhausgasen in den nächsten Jahren drastisch zu reduzieren, um eine Klimakatastrophe zu verhindern.
Die im Rahmen dieser Vereinbarung in die Verantwortung genommenen Unternehmen steuern ihre Umweltbelastung auf diesem politisch gewollten, jedoch marktwirtschaftlich organisierten Markt durch den Kauf oder Verkauf von Emissionsrechten. Die Geschäfte

Boomende Börsen

werden dabei sowohl im Freiverkehr (OTC-Handel) als auch an Klimabörsen abgewickelt. Und so überrascht nicht, dass solche Börsen und Handelsplattformen weltweit wie Pilze aus dem Boden schießen.
Banken und Kapitalanlagegesellschaften haben erst in den vergangenen Monaten die ersten Anlage-Produkte kreiert, mit denen Investoren das derzeit im Fokus der Weltöffentlichkeit stehende Thema Klimawandel spielen können. Einige visionäre Akteure der globalen Börsenszene waren mit ihren Aktivitäten dagegen wesentlich früher. Denn dass in den USA mit der **Chicago Climate Exchange** (CCX) bereits vor mehr als fünf Jahren Initiativen zur Gründung der ersten Klimabörse überhaupt eingeleitet wurden, ist weithin unbekannt. Dies vor allem auch, weil die Umwelt- und Klimapolitik der Regierung Bush nicht wirklich mit der Weitsicht der Wirtschaft Schritt halten konnte und sich Bush bis heute als Widersacher des Kyoto-Protokolls zeigt.

Es war vor allem das Verdienst von Richard Sandor, der im Jahr 2000 gegen alle politischen Widerstände erste Schritte in Richtung Klimabörse ging. Der Erfinder der Financial-Futures-Idee - das sind standardisierte Terminkontrakte wie der Bund-Future - baute dabei unter anderem auf die grundlegenden Überlegungen des US-Ökonomen J.H. Dales aus dem Jahr 1968 auf. Dieser hatte mit seinem Werk „Pollution, Property and Prices" revolutionäre Ideen für den Handel mit Zertifikaten für die Emission von Treibhausgasen vorgelegt.

Sandor gründete dann vor einigen Jahren die **European Climate Exchange** (ECX) in Amsterdam, die sich innerhalb nur kurzer Zeit zur führenden Emissionsbörse in der Welt entwickelt hat. Derzeit werden nach Berechnungen des Handelsblatts rund 49 Prozent der Geschäfte im Handel mit CO_2-Emissionsrechten im Freiverkehr und 51 Prozent an sieben Börsen in Europa abgewickelt. Dominierend im Börsenhandel ist die ECX, auf die rund 80 Prozent der Transaktionen entfallen.
Das zunehmende Interesse der Finanzwelt hat einen guten Grund; denn die dortigen Akteure haben erkannt, dass mit „Mutter Erde" und mit dem Thema Klimawandel gutes Geld zu verdienen ist. **„Hier entsteht ein völlig neues Finanzmarkt-Modell"**, sagt Vordenker Sandor. Allein die Tatsache, dass der Markt Preissignale für die Urstoffe Wasser, Luft und Erde ausgibt, wird als ungeheuer wichtig betrachtet. Dadurch wird bei der Menschheit nämlich das Bewusstsein für den schonenderen Umgang mit diesen Ressourcen geschaffen und gestärkt.
„Erde, Luft und Wasser werden die führenden Werte des neuen Jahrtausends sein", stellt Sandor die Dinge in den großen Kontext. „Wir sehen hier einen riesigen Markt mit großer Zukunft", sagt Gabriele Braband von der Kanzlei Simmons & Simmons in Frankfurt, die zum Beispiel südafrikanische Man-

danten bei der Anerkennung von Emissionsgutschriften berät (siehe „Geschäft mit Verschmutzungsrechten).
Hedge-Fonds und andere Großanleger wie Stiftungen und Versicherungen hätten das Potenzial längst erkannt, diese Vermögenswerte als eine eigene Anlageklasse akzeptiert und letztlich auch in ihre Investment-Philosophie übernommen, sagt Sandor. Angesichts der ungeheuren Wachstumsdynamik, die dieser Markt auch durch **jüngste alarmierende Klimastudien der Vereinten Nationen und anderer supranationaler Institute erhielt, überrascht nicht, wenn weltweit neue Handelsplätze und Börsen entstehen**. Dass eine Sprecherin von Kaliforniens Gouverneur Arnold Schwarzenegger zuletzt ankündigte, über eine Anbindung des US-Bundesstaates an das europäische Emissionshandelssystem nachzudenken, wird als Beweis für die These gewertet, dass nichts so stark ist wie eine Idee, deren Zeit gekommen ist.
„Unser Gouverneur hat uns gebeten, einen Markt zu entwickeln, der mit dem europäischen System kompatibel ist", sagt Linda Adams von der California Environmental Protection Agency. Und auch Sandor ist davon überzeugt, dass sich der Standpunkt der USA verschieben wird. „Alle Präsidentschaftskandidaten haben den Einstieg in den Emissionshandel in ihre Wahlprogramme aufgenommen", sagt der Börsenchef.
Auch in anderen Teilen der Welt sehen Börsen und agile Unternehmer heute die Chance, mit dem Klimawandel Geld zu verdienen, indem sie für die Anleger und die Industrie Handelsplattformen schaffen. In Kanada will zum Beispiel die Toronto Stock Exchange mit der Montreal Exchange konkurrieren, die gemeinsam mit Sandors CCX vor kurzem die Montreal Climate Exchange gegründet hat.
In Asien wurde mit Hilfe der niederländischen Plattform New Value/Clime die Asia Carbon Exchange (ACX) in Singapur gegründet. Auch CCX/ECX haben das Wachstumspotenzial Asiens erkannt und entsprechende Initiativen ange-

kündigt. Zudem haben China, Russland und Ungarn die Schaffung eigener Handelsplattformen für Emissionsrechte und Emissionsgutschriften angekündigt."

Erkennen Sie bitte richtig, dass es bei dem Geschäft mit den Emissionsrechten nicht wirklich um Klimaschutz geht. Klima und CO_2 sind die Verpackung. Das gut verpackte Geschenk sind die Emissionsrechte. Später werden sie eventuell einmal einen anderen Namen bekommen, sobald das ganze Geschäft, nach Entdeckung der Fälschungen der Klimaprophezeiungen durch das IPCC, möglicherweise einmal einen „hautgout" ausströmt. Die handelbaren Zertifikate werden in einiger Zeit fast alle Rohstoffe verarbeitenden Industrien und Fabriken einschließen. Und dies sind fast alle Firmen auf dieser Erde, die in den Produktionskreislauf der Güterproduktion und später der Dienstleistungsgesellschaft eingebunden sind.
Sie werden in den unterschiedlichsten Farben, Größen und Schriften weltweit offeriert werden und es wird ein lustiges Preisgeschacher zwischen General Electric, Toyota, RWE, Philips, VW an den dafür „relevanten" Börsen einsetzen, genauso, wie die einzelnen Aktien oder ganze Pakete aller börsennotierten Aktiengesellschaften heute und bereits seit Jahrhunderten gehandelt werden. Dabei wird es, wie bei allen Waren dieser Erde darum gehen, wie immer:
Angebot und Nachfrage bestimmen der Preis.
Dies ist das neue gigantische Geschäft, was sich in Billionen Dollar über viele Jahre abspielen wird, genau wie es sich die „relevanten" Auguren wünschten und erhofften.

Erneuerbare Energien versus Atomkraft

Windpark Nordsee

Vor 20 Jahren kreierte „DER SPIEGEL“ die Klimakatastrophe, indem er den Kölner Dom als Warnsignal in der Nordsee untergehen ließ. Sie erinnern sich. Nunmehr ist die Nordsee, jedenfalls für viele Grüne und Klima-Anbeter, der Retter des deutschen Klimas geworden. Riesige Windparks, deren Windräder jetzt nicht mehr auf dem Festland montiert werden, sondern auf See, vielleicht weil an Land bereits zu viele Windräder die Aussicht behindern - Schleswig-Holstein, Land der Horizonte, ist nicht mehr - es ist Land der Windspargel geworden - werden in Kürze in der Nordsee in Küstennähe gepflanzt werden.

Zur sogenannten erneuerbaren Energie wird die Windenergie künftig noch mehr beitragen als bisher. Die Kosten dafür wie auch diejenigen, die durch das Abschalten und Verschrotten der Atomkraftwerke entstehen, müssen in die CO_2-Bilanz und damit in die Kosten für den Kampf gegen die Klimakatastrophe eingehen.
Und das tun sie eben meistens nicht.

Beispiel:

Die meisten Windräder sind aus Aluminium gefertigt. (neuerdings aus Glasfaser, was energiepolitisch identisch ist). Zumindest die Propeller. Die Herstellung von Aluminium ist kompliziert. Der Prozess ist aufgrund der hohen Bindungsenergie des Aluminiums und seiner Dreiwertigkeit sehr energieaufwändig. Der Energieaufwand beträgt etwa 13–16 kWh/kg.
Mit der Elektroenergiemenge, die für die Herstellung von einer Tonne Aluminium benötigt wird, könnte ein deutscher 4-Personen-Haushalt über drei Jahre lang versorgt werden.

Denk-Aufgabe für Anhänger der Windenergie:

Die Energiemenge zur Herstellung von 1 Tonne Aluminium kann einen 4-Personen-Haushalt für 3 Jahre mit Strom versorgen.
1 Windrad benötigt 2 Tonnen Aluminium.
Die für 18.000 Windräder in Deutschland verbrauchte Energiemenge zur Herstellung der benötigten Aluminiummenge kann wie viele Einwohner für zwei Jahre lang mit Energie versorgen? Ergebnis nächste Seite.

Auf die schlechte Stromausbeute von Windrädern kommen wir gleich noch zu sprechen.

Zwei Drittel des Windstroms werden künftig auf dem Meer erzeugt werden. 15 Windparks in der Nordsee wurden bereits genehmigt, für weitere 25 sind die Anträge gestellt.
Ende 2006 gab es 18.600 Windanlagen in Deutschland mit einer Anlagenleistung von 20,6 Gigawatt.

Die Stromerzeugung durch Windenergie betrug 2006 lediglich 5% der Gesamtstromproduktion.

Stimmt also mit den wesentlich höheren Ziffern des Bundesumweltministeriums nicht überein. Die Auslastung der Windräder an Land liegt zwischen 15 und 25% der jeweiligen Nennleistung. Dies bedeutet, dass die Windräder ihre mögliche Energieleistung nicht offerieren können, da sie entweder keinen Wind haben oder aber dieser zu stark weht. Im Offshore-Bereich, also auf See, sollen 40-50% der Nennleistung möglich sein.

Die neuen Offshore-Windparks „Borkum Riffgrund West" und „Nordergründe" kosten zusammen ca. 1 Milliarde EURO. Rechnet man diese Summe für die bislang genehmigten oder beantragten Windparks mit äquivalenter Summe hoch, so ergibt sich ein notwendiger Investitionsbetrag inkl. Kabelverlegung in Höhe von ca. 30 Milliarden.

Auflösung der Rechenaufgabe von voriger Seite:
216.000 Menschen

Im optimalen Fall arbeiten diese Windräder dann mit 40% ihrer Nennleistung.
Im Vergleich dazu arbeiteten die deutschen Atommeiler in 2006 mit 92% ihrer Nennleistung.
Die noch vorhandenen 17 Atommeiler sollen, wie das Gesetz es befiehlt, sukzessive stillgelegt und verschrottet werden und durch CO_2-freie Energie ersetzt werden. Da außer Atom und Wind keine nennenswerte Menge an CO_2-freier Energie zur Verfügung steht, hat das reiche Deutschland nun die weltweit einmalige Gelegenheit, allen anderen Staaten zu zeigen, wie Ressourcen des Volkes, also Volksvermögen, verpulvert werden, wenn es Politiker denn wollen.

Der ehemalige Umweltsenator von Hamburg, Fritz Vahrenholdt, heute Chef von Repower, Hersteller von Windrädern, predigt seit Jahren, dass an Atomenergie wie auch Windenergie festgehalten werden muss, da beide Arten Strom zu produzieren ohne CO_2-Erzeugung geschieht.

Die Atommeiler sind arbeitsfähiges und jeweils auf neuesten Stand nachgerüstetes Volksvermögen. Die Gesamtkosten inklusive Forschung für die Nutzung von jetzt noch existenten Atommeilern betrugen ca. 90 Milliarden EURO.

Obwohl buchhaltungsmäßig abgeschrieben, stellen diese Kraftwerke, die deutlich zur Energieunabhängigkeit Deutschlands beitrugen, einen bedeutenden Wert dar, der

jetzt laufend, je nach Abschaltungsdatum, vernichtet wird, da die Grünen dies so wollen.
Der Wert dieser Anlagen muss in Relation zur wahrscheinlichen Menge der noch möglichen Stromproduktion gesetzt werden. Diese beträgt bei weiterer möglicher Laufzeit der Meiler von 20 Jahren ca. 15 Milliarden EURO.
Parallel dazu müssen die Kraftwerksbetreiber in Deutschland für jedes Megawatt installierter Windstromleistung 900 Kilowatt herkömmlicher Kraftwerksleistung am Netz verfügbar halten. Grund: Der Wind kann jeden Augenblick einschlafen. Dann liefern die Windräder keinen Strom. Deshalb: Die Windräder lieferten im vergangenen Jahr nur 18% ihrer Nennleistung.
Da die Atommeiler in absehbarer Zeit stillgelegt werden, müssen parallel zur Installation der Windparks nunmehr neue Kraftwerke konventioneller Bauart errichtet werden, um bei Windausfall der Windparks einzuspringen.

Die Kosten für diese total überflüssigen Investitionen gehen in den 3-stelligen Milliardenbereich. Sie werden durch höhere Stromkosten von uns allen bezahlt.

Das Genialste des deutschen Umweltministers ist nunmehr die offene Frage vieler deutscher Steuerzahler, wie es kommt, dass in Deutschland Reaktoren wie Biblis und Brunsbüttel vom Netz gehen müssen, während Frankreich seine Kernkraftwerke auf seinem Klimakonto gutgeschrieben bekommt?

Egal, ob die Atomkraftwerke abgeschrieben sind oder nicht. Sie stellen Volksvermögen dar, das in der Lage ist, elektrischen Strom CO_2-frei zu liefern. Dieses Potential wird, wie bekannt, aus politischen Gründen sukzessiv vernichtet.

Die Kosten für Abriss der funktionsfähigen Kraftwerke und für deren Ersatz durch neue Kraftwerke zu ermitteln ist schwierig, da alle Zahlen, je nachdem, von wo sie geliefert werden, Ausdruck der jeweiligen Ideologie und entsprechend präpariert sind. Man kann jedoch getrost mit Kosten in Höhe von 100 Milliarden EURO rechnen, die sich für 40 neue Kraftwerke á 500 MW ergeben, die nun allerdings obendrein noch mit dem Makel des CO_2-Ausstoßes behaftet sind, denn sie werden auf jeden Fall mit Brennstoff betrieben, der als Rückstand CO_2 abgibt.
Noch mal: Wer bezahlt dies alles? Genau diejenigen, die immer zahlen müssen, wenn der Staat meint, Entscheidungen zum Wohle des Volks anordnen zu müssen, und das sind wie immer: Otto und Lieschen. Wie beide dazu gezwungen werden? Äußerst simpel: Durch entsprechende Stromrechnungen ihrer Lieferanten, denn die Lieferanten des Stromes, die großen Energieversorger, müssen sich ja auch refinanzieren und das geht schlussendlich immer nur über den Verbraucher.

„Unternehmer fordern Klima-Offensive"

Berichtet das Handelsblatt am 10.03.2007. Das Geschäft blüht. Der Bundesdeutsche Arbeitskreis für Umweltbewusstes Management (BAUM) schlägt ein 50-Milliarden-Euro-Programm zur Erhöhung der Energieeffizienz bei Unternehmen und 39 Millionen Haushalten vor, sowie ein 50-Milliarden-Euro-Programm für eine umfassende und obligatorische Gebäudesanierung. Weiter solle ein „Klimafonds" über 70 Milliarden Euro aufgelegt werden. Hier kommen gigantische Geldsummen zum Vorschein.
Weiter:
„Konkrete Beispiele...liefert BAUM zuhauf aus seiner 20-jährigen Erfahrung mit betrieblichen Effizienzprogrammen. So koste eine bedarfgerechte Steuerung der Klima- und Lüf-

tungsanlage einmalig 5.000 Euro und spare jedes Jahr 50.000 Euro."
Das ergibt ein Return on Investment (ROI) von 1.000% p.a. Da kann man nur sagen: "Leute, kauft solche Steuerungen; soviel wie ihr nur könnt".
Tja, es wird eben überall gelogen. Egal, ob beim IPCC oder anscheinend bei BAUM. Viele merken´s erst hinterher, nach dem Bezahlen.
Ich wollte Ihnen Beispiele nennen, wie die großen Geschäfte im Zuge der Klimakatastrophe laufen und wer die Aspiranten für die ganz dicken Geschäfte sind. Die Energieversorger gehören dazu, wie Sie eben gelernt haben. Die Energiekosten werden also vermutlich mittelfristig eher steigen als fallen.

Geschäfte mit dem Klima auch für die Wissenschaftler

Wer trifft sie, die Vorbereitungen und die Entscheidungen bei der Verkündung der über Computer berechneten Zahlen ums Klima? Nun, zunächst und unmittelbar natürlich die direkt beteiligten, also die Zuarbeiter für das IPCC.

Ohne die „Wissenschaftler", welche die „Klimakatastrophe", d.h. die Erwärmung der Erde am Kochen halten, läuft gar nichts für das IPCC. Sie müssen gehegt und gepflegt werden, damit sie den Mut aufbringen, neue Büros, Institute, Personal, Einrichtungen und Instrumente anzufordern, die schnellere und exaktere Ergebnisse liefern.

Ubi bene, ibi patria. Oder auch: Wes Brot ich esse, des Lied ich singe. Das ist nun einmal so und alle sogenannten, mit dem Klima beschäftigten Wissenschaftler können nichts anderes tun als: **Die Untersuchungsergebnisse und Zahlen zu liefern, die gewünscht werden. Nichts anderes.** Ob dieses Zahlen falsch sind, das haben sie nicht zu verantworten. Jedenfalls diejenigen nicht, die in sogenannter „abhängiger Arbeit“ angestellt oder auch „beamtet“ sind.

Alle an den Geheimnissen der noch zu formulierenden Gründe für die prognostizierte Klimakatastrophe Arbeitenden können nur weiter existieren und sich vermehren, sofern das große Geheimnis nie mehr als nur teilenthüllt wird. Erst und nur dies ermöglicht materiellen und ideellen Nachschub zur Existenzsicherung der vielen zigtausend Arbeitsplätze für all die sogenannten Wissenschaftler und ihrer Zuträger, welche an diesem einmaligen Projekt arbeiten mit seinem Kern, dem Märchen vom „Anthropogenen Klimagau“!

Dies alles kostet viel Geld.

Beispiel:

Keine Großstadt in den sogenannten Industriestaaten, die nicht mindestens ein Klimainstitut unterhält.
Hamburgs Klimaforschungsinstitut erhält einen neuen Computer für 33 Millionen EURO. Schwer zu sagen, wie viele neue Klimainstitute auch im laufenden Jahr weltweit das Licht der Welt erblicken dürfen. Es werden mehrere Hundert sein. Sie alle brauchen neue Computer für Milliarden und Abermilliarden. Und nicht nur das. Sie brauchen teure Experten, die es verstehen, aus diesen Maschinen die Antworten zu zaubern, die das IPCC benötigt, um seine Hypothese über die kommende Klimakatastrophe nun endlich einmal in hieb- und stichfestes Beweismaterial zu verpacken und die Konjunktive der bisherigen Hypothesen wie „könnte, würde, sollte usw.“ zu beerdigen.

Sie alle, diese sogenannten wissenschaftlichen Institute brauchen deutlich mehr Personal, von oben, von der UNO, bis hinab zu den einzelnen Ländern, ihren Mitgliedern, und von dort zu den Klimaministerien und Klimakommissariaten, weil die bisherigen Angestellten und Beamten

– 2.500 Wissenschaftler
fertigten den neuesten Klimabericht des IPCC –

nicht ausreichen , um die immense Größe der Informationsflut zu bewältigen. Diese, die täglich allein aus dem CO_2-Treibhaus abgerufen werden, müssen mit Leben erfüllt werden, um dann, umformuliert und zusammengefasst als Drucksache Nr. X und danach als Gesetzesvorlage Nr.Y Institutionen auf Bundes-, Länder- und Gemeindeebene abgeliefert werden. Kurzum, all diese –zigtausend Angestellten und Beamte, die das Klima weltweit fest in der Hand halten, müssen poussiert werden, damit sie willig ihren Arbeitsplatz ausfüllen.

Soviel zur Organisation an der Spitze.

Falsche oder übereilte Diagnosen führen immer zu falschen Therapien, die unglaublich hohe und unnötige Kosten verursachen.

Was sagte der Vorsitzende des UN-Klimaausschusses?: Er hoffe, dass der Klimabericht „die Menschen schockieren und die Regierungen zum Handeln bewegen“ würde. Ein solch unangebrachter Aktivismus in der Öffentlichkeit unterstützt die Ansicht, dass selbst in einem so wichtigen unpolitischen Amt Politik getrieben wird.

Der frühere Präsidentschaftskandidat der USA, Al Gore hingegen sagte gar nichts. Dafür lieferte er einen um die Welt laufenden Film mit Titel „Eine unbequeme Wahrheit“, der, ebenfalls als Schocker gedacht, viele Städte der Erde im Meer ertrinken lässt. Wie weiland DER SPIEGEL am 11. August 1986, womit der Hype ja anfing. Aber der Film von Al Gore war ein Blockbuster. Er brachte viel, viel Geld ein.

Der vierte Akt ist hiermit beendet und der Vorhang fiel bereits.

Aber:

Wir müssen noch die letzten Nachrichten verbreiten.

Die gute Nachricht:

Es gibt keine Klimakatastrophe

Sie ist eine Fiktion. Sie wurde als Idee, als schockierendes Schlagwort vor 20 Jahren geboren. Dann gelangte sie in kommerzielle Kreise, wo nicht lange überlegt und gefackelt wurde, wie man sie vermarkten könne. Die Werbung wurde aufgezogen. Die Medien eilten herbei, um als erste Teil zu haben an einem gigantischen Geschäft, das sich nun, durch entsprechend entwickelte Gesetze unterstützt, verselbständigt.

Diese Gesetze entreißen dem Menschen weitere Selbständigkeiten und entmündigen ihn. Mit jedem neuen Gesetz wird die Freiheit des Menschen um ein weiteres Stückchen kupiert.

Die Freiheit ist eine anspruchsvolle Braut. Sie verlangt unsere Liebe ganz oder gar nicht. Wer sie nur „ziemlich" liebt, verliert sie.

Es wird keine Klimakatastrophe geben. Allerdings ist es möglich, dass sich die Erde in Teilen erwärmt, in anderen abkühlt, was sie seit 4,6 Milliarden Jahren tut. Ersteres ist den Menschen in der kurzen Zeit, seitdem die Erde ihnen den Aufenthalt auf ihrer Oberfläche gestattete, immer gut bekommen. Genießen Sie alle, die dies hier lesen, Ihr winziges Leben, was im Verhältnis zum Erdzeitalter noch nicht einmal eine Sekunde dauert.

Die Erde hatte es nie eilig mit ihrer Entwicklung. Sie wird sich nicht ändern, solange Sie leben. Sie ändert sich nicht jede Sekunde. Nein, das tut sie nicht. Und die Sonne lächelt dazu. Und sie wird unseren Planeten mal mit etwas mehr Wärme verwöhnen, mal mit etwas weniger. Aber beide, Sonne und Erde, können es nicht verhindern, dass die kleinen winzigen Lebewesen auf der riesigen Erde, die sich Menschen nennen, immer in Angst lebten und leben werden. Der Grund ist möglicherweise der, dass sich um sie herum, um die Menschen, ein Universum befindet, dessen Ausdehnung und zeitliche Existenz die Forscher nie werden ergründen können. Vielleicht macht die Erkenntnis der Bedeutungslosigkeit des Menschen im Universum ihnen Angst. Weil die Unendlichkeit nicht messbar ist Auch nicht für`s IPCC!

Die Klimawissenschaftler des IPCC erscheinen uns als Sektierer.

Wie stellen sich Sektierer dar?
Eines der großen Lexika meint:

„Die Umgangssprache sieht in Sektenangehörigen Menschen, die stark ideologisiert sind und nur ihre eigene Sicht der Welt gelten lassen. In ihrer Haltung erkennt man einen Fanatismus, der sich äußert in einer kompromisslosen Fixierung auf das eigene religiöse oder ideologische Lehrsystem, Absolutheitsansprüche mit universellem Geltungsanspruch, die darauf aufbauend in religiöser oder ideologischer Hinsicht gestellt werden, daraus wiederum folgend eine starke Intoleranz, nämlich die Unfähigkeit oder auch der Unwille, Andersdenkenden wahrheitsrelevante Erkenntnisse zuzubilligen. Dazu kommt gewöhnlich ein großer Gruppenegoismus, der Nichtmitglieder konsequent ausgrenzt."

4 Fragen an das IPCC:

Das Wachstum der Weltwirtschaft ist die Medizin gegen die Arbeitslosigkeit. Sie, die Medizin, produziert angeblich parallel den Anstieg der CO_2-Emissionen. Ohne starke Reduzierung der industriellen Produktivität der Menschheit keine Reduzierung der CO_2-Emissionen. Was hat Vorrang?

Die Weltbevölkerung wächst jährlich ungebremst um 110 Millionen. Um welchen Prozentsatz könnte dies reduziert werden, wenn die UNO bzw. das IPCC alle für den überflüssigen Kampf gegen CO_2 eingesetzten Mittel für die Geburtenkontrolle mobilisieren würde?

Die Weltbevölkerung wächst jährlich um ca. 110 Millionen. In 13 Jahren soll der CO_2-Ausstoß in der EU gegenüber heute um 20% reduziert werden. Aber in 13 Jahren ist die Erdbevölkerung um weitere ca. 1,5 Milliarden gewachsen. Das sind 24% mehr als heute. Frage an IPCC: Womit heizen und kochen die dann? Was wird dann mit dem CO_2 das diese 24% größere Gesamtbevölkerung der Erde produziert?

Weshalb hat das IPCC keine Untersuchung darüber parat, welche Energiemengen und damit CO_2 auf Erden insgesamt gespart werden könnte, wenn die Erde 2 Grad wärmer würde?

Nach Betrachtung der soeben hier fixierten Sätze, an das IPCC gerichtet, muss die Frage erlaubt sein, ob das IPPC wirklich an der Reduzierung des CO_2-Gehaltes in der Atmosphäre interessiert ist, oder nur an der Verkündung der nahenden Klimakatastrophe. Dieses würde ja ausreichen, um die anzustrebenden und beschriebenen „großen Geschäfte“ anzustoßen.

Die Steuerzentrale der konstruierten Klimakatastrophe

Der frühere Chefvolkswirt der Weltbank, Sir Nicholas Stern, trat am 30. Oktober 2006 in London vor die Presse und ließ die Katze aus dem Sack. DER SPIEGEL vom 6. November 2006 fasst dies zusammen in einem kurzen Absatz unter „Wege aus der Treibhausfalle". „Dies ist seine (Sterns) frohe Botschaft. Die Investitionen in den Klimaschutz betrachtet er als riesiges Subventionsprogramm. Es würde die Wirtschaft zur neuen, grünen Blüte treiben...."

Genau dies ist der Plan der Weltökonomen mit Zutritt zu den Audienzräumen des Weltkapitals.

Immerhin war Stern Chefökonom der Weltbank. Die Weltbank sitzt in Washington. Ihre Aktivitäten werden von und in New York gesteuert. In New York sitzt die UNO. Die USA haben die UNO via Beitragszahlung in der Tasche. Andrew Card (White house chief of staff) erklärte seiner Zeit (folgend Noam Chomsky) ..."the UN can meet and discuss, but we don´t need their permission." Und weiter durch Bush: The UN is irrelevant because it "has not lived up to its responsibility." Usw. New York ist das Kapitalzentrum der Erde. Das Weltkapital wird gesteuert mit Hilfe der New York Stock Exchange, der größten Börse der Welt. Das IPCC ist ein Ableger der UNO in New York. Die USA waren in den Jahren 04-06 größter Finanzier der UNO mit 22%. Per Stichtag 1998 waren die USA größter Schuldner der UNO mit ca. 75% des regulären Budgets. Oder anders herum: Ohne USA keine UNO. Die USA sind die Weltwirtschaftsmacht Nr. 1.

Die USA sind mit einem BIP von US$ 13,5 Billionen (4. Quartal 06) die größte Volkswirtschaft der Erde. Der Dienstleistungssektor erwirtschaftet davon 73%.
Die USA sind die am stärksten deregulierte und privatisierte Volkswirtschaft der Welt. Dieses gestattet die Einflussnahme kapitalstarker Privatinitiativen auf politische Entscheidungen in einem weltweit einmaligen Ausmaß.
Entsprechend hoch muss zwangsläufig der Einfluss privater Investoren in den USA auf die künftigen nationalen und aus den USA gesteuerten internationalen Entscheidungsträger zur Wahrheitsfindung einer wirklichen oder konstruierten Klimakatastrophe sein.
Somit bildet sich automatisch das Zentrum der weltweiten Klimapolitik in den USA und dort in New York, was gewollt ist.
Womit wir wiederum beim IPCC sind.
Die USA selbst steuern somit die Fragen: „Entsteht unseren nationalen wirtschaftlichen und damit finanziellen Interessen ein Schaden durch Beteiligung am Kampf gegen CO_2 und: Ab wann nehmen wir Teil am Krieg gegen CO_2 durch Beteiligung an gewinnbringenden Investitionen.“

Geld regiert die Welt

Gibt es noch Fragen dazu, wem die Klimakatastrophe gut tut?

Fragen und Antworten zu Aufgaben des Weltklimarates, des IPCC

„Das Publikum wird eher die einfache Lüge, als die komplizierte Wahrheit glauben“

Ich beschrieb auf S. 93 bis 107 die Ergebnisse der Tagungen von „Persönlichkeiten aus Wirtschaft und Politik“ in New York und Washington, die 1986-1988 zur Gründung des IPCC führten, nachdem vorher beschlossen wurde, das Wort „Klimakatastrophe“ zu „kommerzialisieren“, um ein „long-lasting gigantic business“ zu kreieren.

Dazu war und ist es notwendig, „Material“ für eine Anklage des Menschen als Verursacher einer angeblich vor der Tür stehenden Klimakatastrophe zu „liefern“. Das 1988 installierte IPCC sollte durch „Fabrikation wissenschaftlicher Erkenntnisse“ diesem Ziel dienen.

Auf einem dieser Meetings lernte ich u. a. Nigel Calder, Wissenschaftsautor und ehemaliger Herausgeber (?) von „New Scientist“, kennen. Wir sprachen flüchtig über die Auswirkungen dieser hier geplanten Beschlüsse. Nigel Calder hat die Entstehung des UN-Klimarates IPCC von Anfang an journalistisch begleitet, während ich nur als „Beisitzer“ tätig war. Wir beide ahnten damals nicht, wo die Diskussionen und Beschlüsse für das geplante IPCC hinführen würden.

Calder machte später darauf aufmerksam, dass der Weltklimarat eine politische und keine wissenschaftliche Organisation sei. Sein Comment:

"You have to understand, the “Intergovernmental Penal on Climate Change” was set precisely up to proof, that human beings are offending the climate."

„Sie müssen verstehen, dass das IPCC präzise dafür gegründet wurde, um zu beweisen, dass die Menschen sich gegen das Klima versündigen."

Die (wissenschaftlichen) Ergebnisse der Klimaberichte des IPCC sind also vorprogrammiert. Demzufolge ist jegliche Diskussion über eine vor der Tür lauernde angebliche Klimakatastrophe, ob wissenschaftlich begleitet oder von Laien am Biertisch zelebriert, absolut unproduktiv. Das IPCC wurde einzig und allein gegründet, um den Menschen, auch unter Lieferung „fabrizierter" Beweise, als „Klimakiller" zu überführen. Nur so können neue weltweite Gesetze, bislang unbekannten Ausmaßes, das Fundament für ein „longlasting gigantic business" liefern. CO_2 ist lediglich das benutzte Gerüst.

Dazu sagten Manager des IPCC:
Sir John Houghton, Vize-Präsident des IPCC, der die ersten drei IPCC-Reporte herausgab:
„Unless we announce desasters, nobody will listen". Deutsch: "Solange wir keine Katastrophen ankündigen, wird niemand zuhören."
Prof. Dr. H. Stephen Schneider, Lieferant von Untersuchungsergebnissen an das IPCC:
„Um Aufmerksamkeit zu erregen, brauchen wir dramatische Statements und keine Zweifel am Gesagten. Jeder von uns Forschern muss entscheiden, wie weit er eher ehrlich oder eher effektiv sein will."
Mr. Rajendra Pachauri, Präsident des IPCC seit 2002, anläßlich der Herausgabe des vierten Situationsreportes :
„I hope this will shok people and governments into taking more serious action."

"Ich hoffe, dieses wird die Menschen und die Regierungen schockieren, damit sie mehr ernsthafte Aktionen unternehmen."

Sir Nicholas Stern, früherer Chefvolkswirt der Weltbank, sagte lt. Spiegel bezüglich „Wege aus der Treibhausfalle":
*„Die Investitionen in den Klimaschutz betrachtet er (*Stern*) als riesiges Subventionsprogramm. Es würde die Wirtschaft zur neuen, grünen Blüte treiben..."* (Wdh. von S. 241)

Und wo kommt das Geld für die Billionen-Subventionen her? Genau dort, wo z.B. auch ab 01.01.2007 der 3%ige Zuschlag für die Mehrwertsteuer herkam: Von Otto und Lieschen.
Pfiffige sind sogar der Ansicht, dass die ganze Kontenkontrolle der Bürger in Deutschland, also das Ende des Bankgeheimnisses, nur dem einen Zweck diene, nämlich die Belastungsmöglichkeiten der Bürger für die kommenden Umweltgesetze, also für den Kampf gegen CO_2, zu eruieren.
Die fabrizierte Klimakatastrophe ist jedenfalls dabei, sich zu einer neuen Ideologie zu entwickeln, die, wie alle Vorgänger, ihr hässliches Gesicht zeigt: Der Kampf gegen die Anders-Gläubigen. Schon werden Schwarze Listen angelegt, CO_2-Abweichler werden als Klima-Leugner gebrandmarkt, der internationale E-Mail-Verkehr zum Thema Klima fängt an, an den McCarthy-ismus der späten 40er und frühen 50er Jahre in den USA zu erinnern.
Nach den Anschuldigungen damals, dass sowohl der stellvertretende Finanzminister Harry Dexter White als auch der Ratgeber Franklin D. Roosevelts, Alger Hiss, sowjetische Agenten seien, wurden für (US-) Regierungsmitarbeiter und die Beschäftigten staatlicher Einrichtungen Loyalitätstests eingeführt.
Dieses ist in Deutschland auch möglich. Es wäre nicht neu. Als nächstes erfolgt dann die Bücherverbrennung. Auch

schon erprobt. Alles übertrieben? Keinesfalls. Man formuliere besser: Alles schon da gewesen!!

Vergessen Sie als Leser bitte nie: Jede für den „Klimaschutz“ gesetzlich vorgeschriebene Maßnahme wird begleitet durch entsprechende finanzielle Zwangsaufwendungen des Bürgers und jeder somit ausgegebene EURO kreiert in Deutschland z. B. 19% Mehrwertsteuer für den Staat. Und, dass der Staat (ohne Pensionsrückstellungen für Beamte und ÖTV) 1,5 Billionen EURO Schulden hat, ist bekannt. Damit erübrigt sich die Frage, wem die „Klimakatastrophe“ gut tut. Was also braucht der Staat, was braucht jeder verschuldete Staat? Viele pessimistische „wissenschaftliche Beweise“ des IPCC über die nahende Klimakatastrophe.
Zum Angstmachen !!
Und danach zum Kassieren.

Bevor wir uns von Ihnen verabschieden
raffen wir noch einmal alle Fakten zusammen, die es unmöglich erscheinen lassen, dass es

1. in absehbarer Zeit eine Klimakatastrophe geben wird,
2. dass diese wegen einer minimalen Erhöhung eines in der Atmosphäre enthaltenen menschgemachten Spurengases von 0,0009 % CO_2 eintritt,
3. dass es einen Treibhauseffekt gibt, der spontanen Austausch von warmen gegen kalte Luftmengen und umgekehrt nicht zulässt und,
4. dass es einen „Anthropogenen Treibhauseffekt“ gibt.

Niemand weiß, wie viel CO_2 sich tatsächlich als Durchschnittswert in der Atmosphäre aufhält. Grund: Das IPCC wählte nur die Werte einer einzigen Messstation auf der ganzen Erde.

Demzufolge fehlt es allen Folgemessungen an einem exakten Bezugswert. Demzufolge wiederum sind alle Folgemessungen falsch und nicht relevant.
Das IPCC verhinderte bei der Bestimmung der Menge der einzelnen Spurengase in der Atmosphäre die Berücksichtigung des Wasserdampfes, der seinerseits als Spurengas den weitaus höchsten Anteil in der Atmosphäre hält.
Das IPCC hat keinerlei relevante Messungen des CO_2-Gehaltes der Meere geliefert.
Den vorangegangenen vier Statements entsprechend sind alle veröffentlichten Werte über den CO_2-Gehalt der Luft unrichtig, wie auch die Behauptung, dass ein erhöhter CO_2-Gehalt der Luft zu einer Erwärmung der Erdoberfläche führt.
Logischer und wahrscheinlicher ist es, dass sich die Ozeane zu unterschiedlichen Zeitperioden erwärmen und wieder abkühlen. Kälteres Wasser kann mehr CO_2 binden als wärmeres Wasser. Somit würde automatisch mehr CO_2 von der Luft aufgenommen werden müssen, wenn die wärmeren Ozeane dies nicht mehr schaffen.
Sie können zu Hause das eben Gesagte nachprüfen: Nehmen Sie eine karbonisierte Getränkeflasche aus dem Kühlschrank. Die Flüssigkeit in der Flasche ist kalt. Entfernen Sie den Verschluss. In diesem Augenblick expandiert der Druck in der Flasche. CO_2, vorher durch Druck in der Flüssigkeit gebunden, expandiert nun. Es wechselt in diesem Augenblick seinen Aggregatzustand und wird zu Gas. Nun steigt es ohne Umgebungsdruck sichtbar in kleinen Bläschen nach oben. Erwärmen Sie die Flasche laufend unter warmem Wasser und beobachten Sie, wie mit zunehmender Temperatur der Flascheninhalt die gebundene Kohlensäure (CO_2) als sprudelndes Gas entlässt. Genau so entlassen die Meere das in ihrem Wasser enthaltenen CO_2, wenn sie, die Meere, sich erwärmen. Und das tun sie von Zeit zu Zeit, genau so, wie sie sich auch wieder abkühlen.

Die Behauptung des IPCC, dass die Erhöhung des CO_2-Gehaltes der Luft auf menschliche Aktivitäten zurückzuführen ist, ist insofern falsch, als eine korrekte Interpretation der Fakten nur folgenden Inhalt hätte haben dürfen:
„Teile eines angestiegenen CO2-Gehalts in der Luft sind auf menschliche Aktivitäten zurückzuführen.“

Und weiter hätte eine akkurate wissenschaftliche Interpretation lauten müssen:
„Die durch den Menschen verursachte Erhöhung des CO_2-Gehalts der Luft ist wegen ihrer Geringfügigkeit durch Messgeräte nicht zu quantifizieren.“
Dann wäre alles paletti gewesen.

So aber muss konstatiert werden, dass das IPCC auf Grund falscher oder gefälschter Basiswerte eine Klimakatastrophe postuliert, die in nichts bewiesen ist.

Hinzu kommt die stark beschwerende Tatsache, die 60 Wissenschaftler am 15. April 2006 erwähnten, als sie ein Memorandum an den Kanadischen Premierminister übergaben.

Sie wollten mit dem Memo (wir wiesen auf dieses schon auf Seite 146 hin) verhindern, dass das Land unsinnige horrende Ausgaben durchführt, um den Weisungen des Kyoto-Protokolls zu folgen. Der für uns hier wesentliche Hauptsatz des Memos lautete:
“It was only 30 years ago, that many of todays global-warming alarmists were telling us, that the world was in the mids of a global-cooling catastrophe.”

„Es ist nur 30 Jahre her, dass viele der heutigen Erderwärmungsschwarzseher uns erzählten, dass sich die Erde mitten in einer globalen Abkühlungskatastrophe befinde.“

Diese 60 Wissenschaftler bemerkten aber weiter:
„...Dies würde insgesamt übereinstimmen mit Ihrer kürzlichen Verpflichtung, eine Überprüfung des Kyoto-Protokolls anzuordnen. Obgleich viele von uns die gleichen Bedenken den früheren Premierministern Martin und Chrétien zustellten, antwortete keiner von ihnen und bis heute wurde keine formelle Überprüfung durch unabhängige Klimawissenschaftler in Kanada durchgeführt.“

Erinnern Sie sich, dass wir hier im Buch früher von einer Konferenz von Klimaexperten berichteten, die in Leipzig vor einer Reihe von Jahren stattfand? Als Ergebnis wurde eine Expertise erstellt, die konstatierte, dass es keine signifikante, respektive bedrohliche Klimaerwärmung gäbe. Die Ergebnisse der Tagung in Leipzig wurde allen Mitgliedern der Regierung Kohl zugestellt. Was passierte? Gar nichts. Schweigen im Walde.
Und dies passt exakt zu dem, was wir hier früher ausführten: Was „gesellschaftlich relevant“ ist, wird von oben bestimmt. Wer sich dagegen stellt, hat die Konsequenzen zu tragen. Das war doch immer so, oder? Und, wer bestimmt und fixiert die Konsequenzen? Diejenigen natürlich, die bestimmen, was „gesellschaftlich relevant“ ist!

Der Klimawandel ist zu einer Art Religion geworden, und jeder, der seine Stimme dagegen erhebt, ist ein Sünder. Und der investigative Journalismus wird in heutigen Demokratien nicht immer geschätzt. Man kann auch sagen „immer weniger“. In Diktaturen sind solche Berichterstatter bereits Staatsfeinde.

Soweit also die Aktivitäten des IPCC.
Entscheiden Sie selbst, was Sie von einer solchen Organisation, die von der UNO inthronisiert und gestützt wird, zu halten haben.

Und: Wo wurde dies alles weitgehend erdacht und gar gekocht? Wenn Sie es noch nicht verstanden haben, dann lesen Sie bitte nochmals die Schlussfolgerungen auf den Seiten 227/228 nach. Kapito?

Und wenn die erfolgreichen Erfinder und Konstrukteure der Vermarktung des großartigen Gespenstes mit Namen „Klimakatastrophe" irgendwann zum Erntedankfest ihr Festmenü jetzt nach Jahren der Vorarbeit und Entbehrung langsam und genussvoll zu sich nehmen, und mit einem kräftigen Schluck Dom Perignon ihr nun anlaufendes und lang währendes Geschäft begießen, dann werden sie sicher bei Betrachtung der feinen, lang anhaltenden Perlage eines guten Champagners daran denken, was CO_2 oder auch Kohlensäure doch für ein vorteilhaftes Molekül ist. (Die im Wein gelöste Kohlensäure entsteht bei einer zweiten Gärung in der Flasche).

In eigener Sache:

An dieser Stelle des Buches wird es Zeit, nachdem alle Arbeit erledigt ist, dass ich mich bei meinen Helfern bedanke. Ich wollte sie hier namentlich erwähnen, was einige jedoch ablehnten. Grund: Angst. Wir gehören nicht zur „relevanten Gesellschaft“. Also entschieden wir, dass niemand namentlich erwähnt wird.

„Wie kam es zu diesem Buch?“

Das werden sicherlich einige der Leser dieses Buches fragen, wenn es denn überhaupt Leser geben wird.
„Wozu dieses Buch? Wozu der Aufwand?“
Genau aus dem gleichen Grund, aus dem sich 60 kanadische Wissenschaftler vor knapp einem Jahr an ihre Regierung, an ihren Premierminister wandten:
Verantwortung.
Nun haben wir aber weder berühmte Namen, noch jeglichen „Draht“ nach oben. Also wenden wir uns an Sie. An Sie alle, die es interessiert, weshalb nun nach 4,6 Milliarden Jahre Kampf ums „Überleben“ in einem scheinbar ungeordneten Universum unsere alte, aber immer noch schöne Erde einer Katastrophe entgegen geht, die „mensch-gemacht“ sein soll.

Deutschland hat nie die Verfassung erhalten, die dem Volk im letzten Artikel (146) des Grundgesetzes (GG) zugesagt wurde. So blieb das „Provisorium Grundgesetz“ bis heute erhalten. Weswegen das so ist, braucht hier nicht untersucht zu werden. Es gibt aber einen wichtigen Artikel im GG, auf den hier hingewiesen wird. Dies ist der Art. 20. Er ist **der** Teil des GG, dessen Inhalt Deutschland erst zu einer Demokratie macht. Das Wort Demokratie kommt aus dem Griechischen und bedeutet übersetzt: Volksherrschaft. Bei diesem Art. 20 sind es in Absatz 2 ganze 6 Worte, die das Wunder

der Konstruktion fertig bringen sollten, Deutschlands in eine Demokratie zu transformieren:
„Alle Staatsgewalt geht vom Volke aus“, steht dort geschrieben. Und weiter: „Sie wird vom Volke in Wahlen und Abstimmungen...ausgeübt.“
Da dies, nämlich die Volksabstimmungen, dem Volke bislang verwehrt wurden (das Warum braucht hier auch nicht untersucht zu werden), haben wir Zweifel bezüglich der Qualität der behaupteten Demokratie.
Nun hat der Art. 20 aber weiter einen Absatz 4. Diesen Absatz beanspruchen wir. Er sagt:
„Gegen jeden, der es unternimmt, diese Ordnung zu beseitigen, haben ALLE Deutschen das Recht zum Widerstand, wenn andere Abhilfe nicht möglich ist.“
Nun sind wir der Auffassung, dass die Ordnung im Staate definitiv in Gefahr ist, wenn von inkompetenten aber mit Macht ausgestatteten internationalen Institutionen (wissentlich fälschlich) Behauptungen einer sich nähernden Weltkatastrophe publiziert werden, welche wirtschafts- und lebensverändernde Folgen unmessbarer Größe (mittels entsprechender Gesetze) für das Land einleiten werden.
Wir machen also nur das gleiche, was 60 Patrioten in Kanada für ihr Land tun durften, in der Annahme, dass dies in Deutschland auch möglich ist.
Nur haben wir eine Nummer höher gewählt: Wir rufen nicht die Regierung unseres Volkes an, sondern den Vorgesetzten der Regierung. Das Volk. **DEN SOUVERÄN**

Wir glauben nicht, dass die Menschen in Deutschland es verdient haben, über eine neue Ideologie zu stolpern, die zwar bei ihnen, also in Deutschland ausgebrütet wurde, vorne und hinten aber kein sauberes und tragbares Gerüst hat. Es wäre nicht das erste Mal, dass Deutschland zu schnell und ungeprüft eine neue Ideologie übernimmt. An den Folgen der eiligen Akzeptanz der Braunen Ideologie knabbert Deutschland nach über 60 Jahren noch immer.

Der Glaube an Freiheit, auch an die der Presse, in unserer sogenannten Demokratie schwindet. Jedes neue Gesetz schränkt die Freiheit der Menschen weiter ein. Das Ende ist die Diktatur. Letzter Wunsch und letzter Satz: Der liebe Gott bewahre uns davor.

Hamburg, im März 2007

Quellenhinweise unterblieben. Sie sind der Anfang zu neuen Fragezeichen, die absolut überflüssig sind, denn:
Dass die Sonne Aktivistin bei der Erwärmung der Erdoberfläche ist, wird im letzten Klimabericht des IPCC nur in einem kleinen Nebensatz erwähnt. Dass die Sonne, dieser riesige Energie- und Wärmelieferant, beim Wechsel des Klimas, wie immer schon, eine bedeutende Rolle spielt und spielte, wird also unterschlagen.

Dass CO_2 auf Grund seines Molekulargewichtes schwerer als Luft ist, wird vom IPCC nicht gewürdigt und berücksichtigt. Also gelangt alles in der Atmosphäre rumgeisternde CO_2 irgendwann wieder auf die Erde, genau wie die über 1000e von Kilometern durch Luftturbulenzen beförderten Sandpartikelchen afrikanischer oder anderer Wüsten (SiO_2) immer auf die Erdoberfläche zurück müssen.

Die Menge an CO_2, die im Durchschnitt in der Atmosphäre vorhanden ist, wird vom IPCC nicht als Durchschnittswert von 100en von Sammelstationen ermittelt, sondern nur von einer einzigen Station auf Erden, nämlich der vom Mauna Loa auf Hawaii.

Der „anthropogene (menschgemachte) Treibhauseffekt", Basis der Gesamtarbeit des IPCC am Klima, wurde 1895, lange bevor der Mensch sich in die Luft erheben konnte, von Svante Arrhenius, einem Schweden, postuliert. Danach bildet CO_2 ein Treibhaus um die Erde, in das Wärme herein, aber nicht wieder hinaus kann. Die oberste Klimabehörde der Erde, das IPCC sollte in der Lage sein, zu erklären und zu beweisen, wie ein solches „Haus" oder eine solche Schicht um die Erde herum, den Sturmmonstern, den Taifunen oder Hurrikanen, widerstehen kann. Oder, wie in Winterzeiten durch dieses Treibhaus die Kälte aus dem Weltraum auf die Erde kommt, so dass über Nacht urplötzlich alle Autos und alles, was sich in Erdnähe befindet, im Frost vereist.

Dies alles ist Allgemeinwissen für diejenigen, die sich ernsthaft mit dem Klima und den relevanten sogenannten Forschungsergebnissen des IPCC und seinen Zulieferanten beschäftigen. Es bedarf also keines Quellennachweises.